JN261267

デイサービスけやき通りの風景

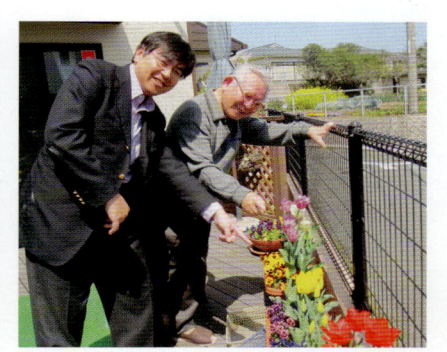

チューリップの開花にはしゃぐ
利用者さんと著者

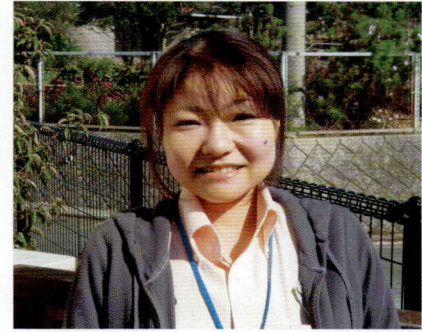

デイサービスけやき通りの"森由江 OT"

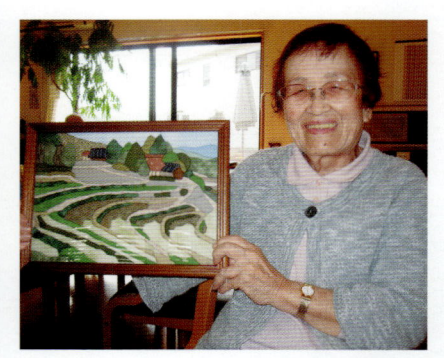

棚田のデザインの木目込み細工完成！

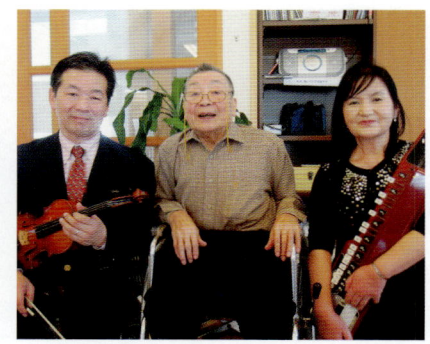

エレキ大正琴＆バイオリンコンサート後
の記念撮影

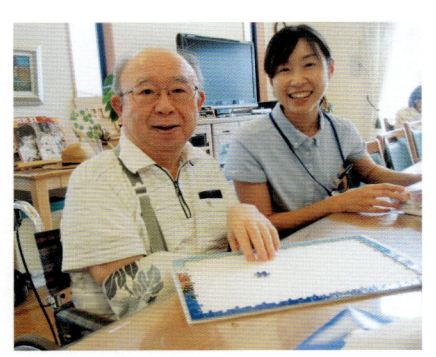

ジグソーパズルに取り組む利用者さんと
デイサービスけやき通りの"石井道子OT"

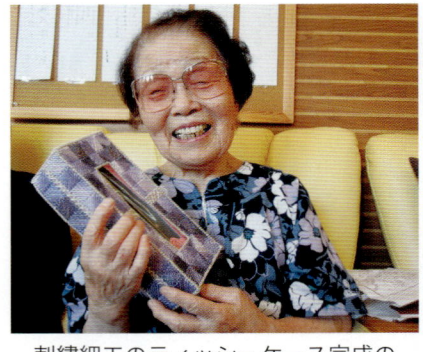

刺繍細工のティッシュケース完成の
笑顔！

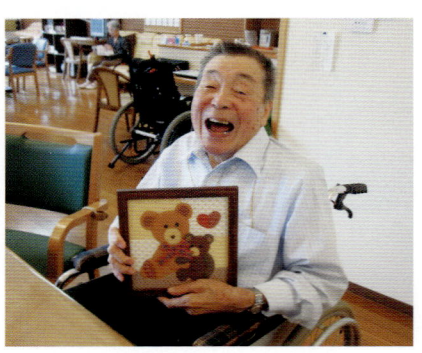

大好きな動物のデザインの木目込み細工
完成です！

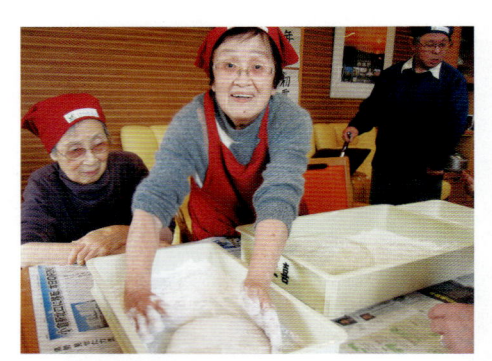

慣れた手つきで大きな鏡餅をつくる
利用者さん

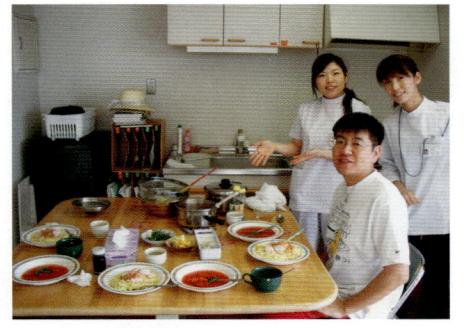

著者と作業療法との出合いとなった"パスタリハ"
（2006年5月・入院中の病院の作業療法ルームにて）

だから、作業療法が大好きです！

葉山靖明

三輪書店

刊行によせて

　まずは，葉山さんがご健康でご活躍のご様子にお喜びを申し上げるとともに，本書のご執筆に心よりお礼申し上げたい．

　第一の感想として，「皆様に読んでいただきたい」という強い希望を抱いた．本書の内容は葉山さんが病に倒れ，その後，人として役割をもち，自分らしく生きた6年間の自分史である．そして，その自分史を語る材料が「だから，作業療法が大好きです！」であると思う．

　17項目にわたるテーマは，漬物づくりや門松づくり等，どこの施設でもあるような取り組みであるが，利用者と葉山さん，森OT，ボランティアの皆様の関わりは，なるほどこのようにすれば，「主体的な作業」を獲得できるのかと納得させるものがある．

　「作業ができない」ことの意味，それをどのようにしたら取り戻せるか，その中での作業療法士の役割と必要性等が，実にわかりやすく語られている．また，「作業」，「人」，「環境」，「人生」，「教育」，「地域」，「絆」，「出会い」等，さまざまな切り口で読むことができる．それは，わかりやすい言葉遣いの中に根源的な内容が含まれているからだと思う．

　葉山さん自身，今までの人生の中で，傷つき，裏切られ，特に，障害をもたれてからは大きな偏見の中で，それらをバネに「作業療法」を経験してこられたと思う．人の生き様は，喜怒哀楽の連続であり，人との関わりは一期一会である．その中で素晴らしい作業療法士と出会い，それを生きる道として活用してこられた葉山さんは一流の「人」であると思う．今後も引き続き，健康に留意されて，多くの人の作業療法をマネジメントしてほしいと願っている．

　最後に本書の社会的な意味は，作業療法の「普遍化」と作業療法士への提言であると思う．慈愛と尊厳に満ちた作業療法という取り組みを，再度，作業療法士自らが見直し，国民の皆様に愛される作業療法士であり続けたいと思う次第である．このような，気づきを与えてくれた葉山さんに心より感謝申し上げ，刊行にあたっての言葉とさせていただきたい．

　2012年3月吉日

中　村　春　基
日本作業療法士協会会長

まえがき

　人の一生には，思いもかけぬことがある．

　この私が本を書こうとは……．

　しかも，その起因となる事実が「病」とは，これまた予定外であり，かつ予想外である．人は一生のうちに多くの現実に遭遇し，喜怒哀楽を味わう．そして誰かに"出逢う"．その出逢いが人生を大きく好転させることがある．

　私の場合，2006年（平成18年），脳卒中発症後，一人の素晴らしい作業療法士と出逢い，そこから，夢のような第二の人生がはじまった．

　作業療法は，とても繊細でハイクラスであり，人類のやさしさの結晶のようでもあり，人生を眺める視点をももち，人が生きるということを心の芯から支えるものであった．

　2008年（平成20年）に，その作業療法を行うべく設立したのは「デイサービスけやき通り」である．すぐに森由江OTが私の前に現われた．やはり作業療法は素晴らしかった．

　「デイサービスけやき通りでの，作業療法の感動を伝えたい！」

　「Enabling occupation（作業の可能化）のすごさを伝えたい！」

　これが，この本の目的である．まったくの素人である私が感じた作業療法のさりげない愛情の深さも伝えたい．こんな私の文章が皆様の役に立つかどうかは自信がないが，「何かのヒント」にでもなれば，幸いである．

　最後になるが，私を育ててくださった県立広島大学の作業療法士の先生方，大分の作業療法士の上田智子さん，宮崎県の作業療法士の先生方，作業科学研究者の先生方，片麻痺仲間の方々，日本中の作業療法士の先生方，そして三輪書店編集部の高野裕紀さんに心より感謝する．

　そして，6年間，最も苦労をかけた私の3人の子ども，直美・日夏里・彰博，そしてその母であり，私の妻である美紀にこの書籍を心から捧げたい．

葉山　靖明

目　次

デイサービスけやき通りの風景 …………………………………… i
刊行によせて ……………………………………………………… 3
まえがき …………………………………………………………… 4

1. My Meaningful Occupation ……………………………………… 7
2. 門松づくりは「意味のある作業」……………………………… 11
3. 野菜づくりとストレスマネジメント作業療法と ……………… 16
4. パソコンリハビリと生きる力との関係 ………………………… 21
5. 懐かしの「昭和の学校」コーナー ……………………………… 26
6. George Edward Barton 氏が伝えようとしたこと ……………… 31
7. アウトドアマンの再始動 ………………………………………… 36
8. 認知症の作業療法は魔法です！ ………………………………… 43
9. 葉っぱビジネスの作業 …………………………………………… 48
10. 書道と尊厳 ………………………………………………………… 53
11. 城西ヶ丘のあしながおじさん …………………………………… 59
12. 漬物リハビリから考察したこと ………………………………… 66
13. 生きることについての，ある教職者からの教え ……………… 74
14. 私の時期別作業療法観 …………………………………………… 80
15. ご近所さんが伝える煎茶文化・音楽文化・南米文化 ………… 86
16. 2012・睦月・葉山靖明 …………………………………………… 93
17. 未来の作業療法士へ ……………………………………………… 100

対談 当事者からみた作業療法の魅力　　葉山靖明・中村春基 ……………… 102

OT 作業療法士の視点から　　森　由江

「意味のある作業」にするために …………………………………… 15
"こころ"に触れる関わりを …………………………………………… 20
作業を「生きる力」に ………………………………………………… 25
作業療法で「生き返る」 ……………………………………………… 30
自信を取り戻す"作業" ……………………………………………… 42
能力はよみがえる ……………………………………………………… 47
作業の意味 ……………………………………………………………… 58
主体的に取り組むことの大切さ ……………………………………… 73

1 My Meaningful Occupation

1 感謝と挨拶

2008年（平成20年）の夏．

私は今と同じデスクに向かっていた．

『作業療法ジャーナル』で連載していた「リカバリーショット」の原稿を書くためである．2008年10月号から4回続いた私の闘病記（脳内出血）は多くの方に読んでいただき，多くの励ましの言葉をいただいた．

パソコンを使い左手だけで「原稿を書く」という作業．それは生産的活動として，私の存在（presence）や，社会的役割を高めてくれた．心より感謝したい．

しかし今，私のことなどご存じでない方も多いはず．私は作業療法士ではなく"OTファン"であり，片麻痺男であり，デイサービス経営者．旅とロックミュージックと作業療法がこの上なく好きな男である．

2 デイサービスけやき通り

2008年6月に福岡県宗像市に開設した「デイサービスけやき通り」は，開設4周年を迎える．嬉しいことに近ごろは作業療法士や理学療法士が北海道から沖縄から，見学に来られるようになった．

利用者さんもやっと安定し，森由江OTをはじめとするスタッフやボランティアの方と一緒に「地域での作業療法」，「維持期（生活期）の作業療法」に取り組んでいる．最も反応がよかったのはケアマネジャーであった．

彼らは地域で対象者の「生活」や「その人らしさ」を探し求めているからこそ，「作業療法」や「作業療法士」の重要性と必要性を自ずと認識しているのだと思う．

　しかし，作業療法の実践はそう簡単ではない．さらに介護保険の介護給付費請求体制の中で作業療法を行うことが非常に難しいことは周知の事実である．

　ただ，私の場合，「経営のために作業療法を」ではなく「作業療法をやりたいからデイサービスを経営」なのである．

　野菜づくり，漬物づくり，パソコン，日本画，革細工，料理，ステンドグラス……．日々，作業の可能化のため，利用者さんと力を合わせている．

3　講義や講演

　闘病中に作業療法と出合い，"OTファン"となった．2008年から2011年（平成23年）の3年間に多くの会場で作業療法に関する講義・講演を行い，エッセイや抄録原稿を書いた．講義・講演は計56回，聴講してくださった方はのべ約7,500名，書いた原稿は原稿用紙にして約200枚．脳内出血で倒れる前は会計学の講師であった私が，再度，壇上に立てるということは奇跡である．

　実際に，講義・講演活動は私の「意味のある作業」であると，時が経つにつれ，より実感するようになってきた．

　宮崎県に住む私の尊敬する作業療法士の先生は「葉山さんは講演が本職で，デイは副業！？」と私をよくからかうのである．彼は澄んだやさしさをもった九州男児である．心より感謝したい．

　左脳内出血を発症し，そしてデイサービスを開設し，多くの素晴らしい出逢いがあった．作業療法士の先生方，作業科学研究者の先生方，そして，作業療法士の生みの親である故George E. Barton氏とも"出逢った"と言ってよいであろう．このことについては第6章で紹介する．

4　私の体

　今，私は至って健康だ．脳内出血の再発はしていないし，転倒による骨折もない．機能面については上下肢とも若干の回復がみられた．

　著しい回復がみられたのが言語面と介護度である．講演によって喋りは格段に滑らかになった．そして介護保険の介護度は「要介護2」から「要支援1」へと下がった．障害者が地域で自立することを「心と体」の両サイドから支える作業療法の効果を，もっとこの国やその国民に伝えたい．

5　これから

　デイサービスを開設してからも幾度も，作業療法や作業のPOWERを，素晴らしさを，そしてさりげないやさしさを目の当たりにしてきた．施設の経営者となったことで，以前，患者であった私にはみえなかった作業療法の深さを知り，喜びが，ときにはつらさも，そして感動があった．その先には作業療法により顕在化したQOL（幸福）があった．

　だから，それを文章にしたいと思った．

　これから「デイサービスけやき通り」や日常生活で私が感じた作業療法の素晴らしさを，作業療法士ではない私が，私なりの視点で書いていく．

　ときにはデイサービススタッフの一人として，ときには片麻痺男として，ときには"OTファン"として．

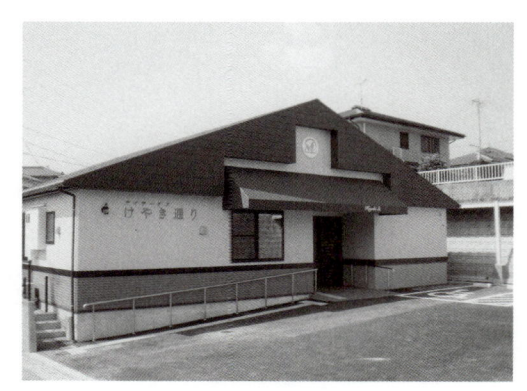

デイサービスけやき通り　宗像
ペンションをイメージしてつくった正面玄関

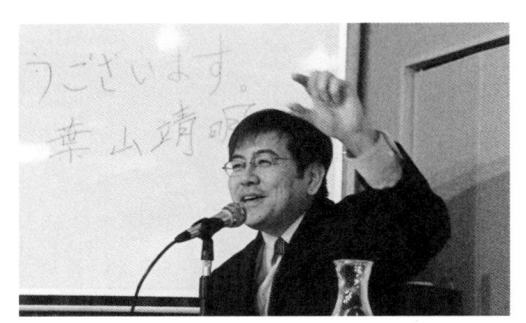

講演で嬉しそうに作業療法を語る著者

　作業療法がもっと患者に，そして全人類に届くよう，想いを込めて書き綴りたい．

2 門松づくりは「意味のある作業」

1 ホントにつくるの？

Yさん「デイサービスに門松をつくっちゃる」
葉山「えっ!? 太い竹が斜めに削ってあって，人の背丈ほどもある，あの門松ですか？」
Yさん「そう．あんたのデイサービスの初正月を飾ってやる」
葉山「あ，あ，ありがとうございます……！！！」

　作業療法の"作業決め"の話を書こうと思う．

　片麻痺後遺症のあるYさんからこの申し出を受けたのは，2008年（平成20年）の11月だった．

　ご好意は痛いほどありがたかった．私はYさんの個人史も知っており，この「門松づくり」が「意味のある作業」だと確信し，心の中では「よし！この作業だ！」と嬉しく思った．しかし，頭の中では「無理！」，「危険！」と困惑したことを記憶している．

　仕方がないので森OTを私が補助するということで実行に踏み切った．大工さん，私の親・兄弟，ボランティアスタッフと材料を集め，工程表をつくり，遂行開始．

2 新聞社が取材に！

　竹を切り，ボランティアの大工さんを呼んで毎週火曜日に作業を行い，5週間で無事けがもなく完成．完成の前日，私がYさんに電話した．「明日

はボランティアを呼びますか？」と．

Yさん「明日はボランティアは要らん．明日は最後の仕上げの日．最後だけは，助っ人（ボランティア）を呼ばずに，利用者とスタッフだけでつくる．そうやって，みんなでつくりあげることにこそ意味があるんやないかね，葉山さん！」

私は受話器を握ったまま目を潤ませたのを覚えている．「門松をつくる」という作業によって，このYさんは「男」を取り戻した．本来，もっておられる"親分肌"がよみがえった．

完成の日．ある新聞社が取材に来た．そして，翌日の朝刊の記事になり，各家庭に配られた．

はじめは困惑した作業だったが，終わってみれば達成感はかなりのものだった．

3 つながり，そして存在

新聞が配られた日．Yさんの家の電話が鳴り，昔からの友人が「元気やったんか！　昔みたいに門松つくったか！」と．中には家に訪ねてくる知人もいたそうだ．17年間ふさぎこんでいたYさんが，やっと人として蘇生しはじめた瞬間である．

「意味のある作業」の可能化は自己効力感を引き起こし，次なる作業へとつながる．しかし，その作業の可能化がたった一人の部屋で行われていたらどうであろうか？　私自身，多くの作業によって，いや作業の達成感によって救われてきた．しかしそれは周りに人がいての話である．

作業療法の目的の一つは「作業」によって人が「つながる」ということではないだろうか．作業の機能としての「つながる」である．そしてその先に当事者の「存在（presence）」がもう一度，浮かび上がる．

障害により社会の中で「存在」が消えかかっているときの無力感，やるせなさという感覚は，私自身，今思い出しただけでも身震いするほど恐ろ

しい．それは，機能が低下したからではなく，できる「作業」が少なくなることによって「存在」が消えかかるからだ．Yさんの場合も葉山靖明の場合もまったく同じである．

「作業」という無形のフローなものの"見えざる力"によって，人間の存在が再度浮かび上がる．これが"power of occupation"だ．この感覚は言葉で表現できないほどすごい．この場合の「作業」は当事者の作業歴上，いや，その人の人生において「意味のある作業」でなくてはならない．そうでなければこれはリハビリにならず，まったく意味がない．

「意味のある作業」の可能化．

1917年（大正6年）に米国で作業療法推進全国協議会（National Society for the Promotion of Occupational Therapy）を発足させたGeorge E. Barton氏も，この感覚を味わってしまったのだろう．そのすごさを知ってしまったら，プロモーションをかけずにはいられなくなったのではなかろうか．

4　1年後

最初の門松づくりから1年が経過した年末．

2回目の門松づくりは，スタッフと一緒に，本人も山に入り竹を切り，作業に取りかかった．昨年より背丈が高く体裁もよく，日程も半分で．再度，Yさんの指揮で．しかし，なんとなく結構淡々と完成．嬉しいのだが昨年の感動とは……？

「意味のある作業」は常に変化する．

これは読者の皆さんも同様だと思う

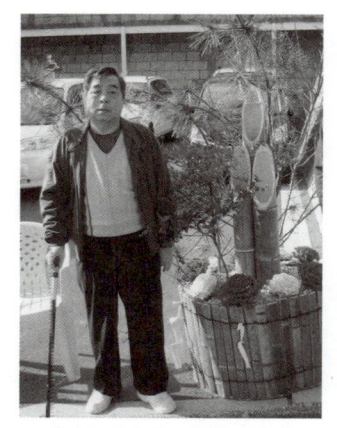

背丈ほどもある門松が完成
（2010年 新春）

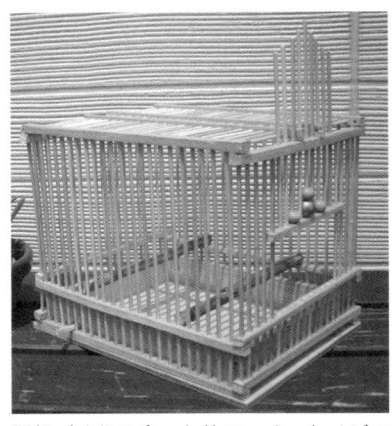

門松づくりの余った竹でつくったメジロかご　　　スタッフと花器づくり

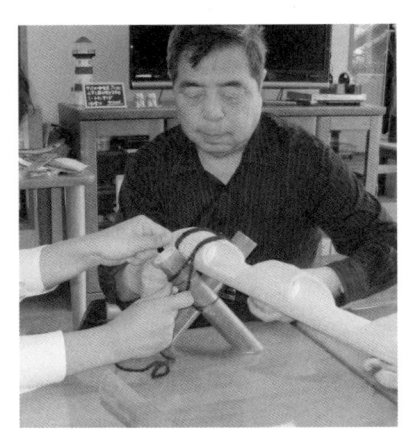

が，同じことを繰り返すと，難易度が下がり，（いい方は悪いが）飽きてきて，次の作業を探すことになる．

　2010年（平成22年）1月．門松を解体した日にYさんがこう言った．「余った竹でメジロかごをつくる．スタッフにつくり方を教えちゃる！」．

　そして5週間が経過し，2010年2月，メジロかごが完成した．次に竹で「花器」を，さらに「孫の手兼肩たたき」をつくった．デイサービスの棚はYさんの竹細工であふれた．

　次々とやりたい作業をスタッフに話してくれることが，スタッフとしては嬉しかった．また，同じ片麻痺患者としてもさらに嬉しかった．

　できる"作業（occupation）"が増えるということは，"生きている（living）"ということが増えるということだ．1から2，2から3と．

　「意味のある作業」をみつけ，その作業を補助しながら共に遂行する．すると，「生きる」ができる．いや，「生きる」がよみがえる．

　だから私は「意味のある作業」にこだわるのだ．

作業療法士の視点から

● 「意味のある作業」にするために

「ホントにつくるの？」

　私がまず確認したのは本人の門松づくりへの意欲の程度でした．それは，今回の作業ではYさんの意欲の維持が，うまく完成するかしないかを左右する重要な要素だと思ったからです．今回の作業の場合，つくった経験のあるYさんが中心となって指示を出す形で進めていくことになり，その指示がなくなりうまく進まなければ，完成したとしても結局達成感は薄く，「意味のある作業」にはなりません．

　口数は少なく，感情を表すことも少ないYさんの意思を確認するのは難しく，本人の言葉を信じるしかありませんでした．初回には詳しい工程表をつくり人員の配慮をしましたが，これには本人の動機づけ以外に，こちらの不安解消の意味も含まれていました．

　実際に門松づくりをはじめると，家ではほとんどベッドで横になって過ごしているYさんにそこまで体力があったのかと驚くほど熱心に取り組まれ，逆にブレーキをかけたくなるほどでした．取り組みの様子から本人の強い意思を確認してからは，疲労からの意欲の低下を防ぐために，体力面と心理面でのサポートを心がけました．生活の一部としてこの"門松づくり"がどう影響しているかを知るために，他のスタッフからの情報や家での過ごし方等の生活の様子も考慮しながら進めていきました．また，さりげなく本人に今の進行具合や満足度，気になっていること等を聞き，その内容をスタッフで共有することで本人の意思を尊重しながら進めていけるように配慮しました．

　今回，実際の門松づくりの工程にはほとんど関わっておらず，周囲との調整役が私の主な役割となりました．この門松づくりの作業を通して，本人のやりたい作業を有能感や達成感，存在の復活等へつなげ意味のあるものにしていくためには，できる能力を見きわめ，介入の度合や環境づくり等の調整をうまく行っていくことが作業療法士の役割ではないかと実感しました．

（森　由江）

3 野菜づくりとストレスマネジメント作業療法と

1 野菜づくり

　デイサービスけやき通りでは，初夏にトマト，キュウリ，ピーマン，ナス等の夏野菜の苗を植える．猫の額ほどの大きさの庭ではあるが，いくつかの大きなプランターで育てる．

　翌月には稲の苗を植える．発泡スチロールの箱に土を入れ，水を張っていわゆる"泥んこ状態"で手を汚して田植えをする．

　利用者さんとスタッフで水と肥料をやり，育てる．日に日に成長する．時期が来れば実がなって収穫する．森OTは，各作業の難易度，負担，時間等，作業分析しながら指示を出す．簡単ないい方をすれば「どの人も参加できるようにする」である．

　さらに，スタッフが利用者さんに野菜の成長具合等の話をし，動機づけを行う．

　そして，食べる．もちろん，美味い．

　むろん，美味いことも達成感があり，よいことだが，「育てる」という作業でみんなの笑顔が増え，葉やまだ青い実を触って幸せそうな表情や会話が生まれる，ということも，さらにとてもよい．「昔はよく野菜をつくったねぇ」，「ナスの紫色の花．これを見ちょるだけで，幸せな気分になるねぇ」．

　皆さんの顔がほころぶ．それと同時に私の顔もほころぶ．

② ストレスマネジメント作業療法

　ストレスは「休息」では体外に排出されない場合がある．

　ストレスは「作業」によって体外に排出されるらしい．確かにストレスが溜まると，健常者，障害者にかかわらず，誰もがカラオケや飲み会等の「作業」を行っている．

　片麻痺等の後遺症による障害者は，「できる作業」が減少することに比例するように，ストレスが排出されにくくなる．つまり，片麻痺患者はストレスが溜まりやすい，ということなのである．私が当事者となり知った悲しい原理である．

　そういった状況のもと，地域のデイサービスの中での「野菜づくり」でストレスが体外へ出ていく．さらに笑顔が増えていく．これは事実である．

　もちろん，障害者のみならず，ストレスくらいは誰にでもある．しかし，経験上いわせてもらえば，上記の障害者としてのストレス以外に，介護を受ける人間としてのストレスも，かなり大きいのである．

　いつも周りの人に助けてもらっているので，嬉しい．だからいつもお礼を言う．「いつもありがとね……」，「いつもごめんね……」，「すみません……」とばかり言っている．そのときの心境は"だんだん，自分の背中が丸くなっていく感じ"とでも表現させてほしい（"胸を張る"ということの逆ということを私は伝えたい）．

　助けてくださる方には本当に大変申し訳ないのだが，ストレスは溜まってしまう……．

　いろいろな原因によって片麻痺患者のストレスは溜まる．それは，メンタル面，および痙性の高まりのような症状として身体面に負の相乗効果を引き起こし，「心」に新たな負担を与える．これは，当事者やその家族にとって，とてつもなく"目に見えない"大きな問題である．言い換えれば，「片麻痺という機能面の問題より，ストレスというメンタル面の問題のほうが実は問題としては大きく，それは，発生するという意味でも，無限に

広がるという意味においても大きな問題」なのである．脳血管障害者等は，こういったストレスが再発を招くことも多いと聞く．

「病院での回復期の患者」と「地域での維持期（生活期）の患者」との比較においても，地域でのストレスマネジメント作業療法の重要性は言葉に尽くしがたいほど大きい．

3 苗をもってくる方も

夏のある日．

女性の利用者Yさんが「家からナスビとキュウリの苗をもってきていいかねぇ？」と私に尋ねた．当デイサービスにはそれを断る理由は何一つない．大歓迎の申し出である．

利用者さん全員でイベントとして野菜を植える．育てているうちにその作業に特に興味のある利用者さんが出てくる．利用者さんの表情をスタッフが目で見て心で感じる．そして，それがその方の「意味のある作業」であったりする．デイサービスけやき通りでは定番の流れである．

さて，Yさんが苗をもってきた．スタッフがプランターを準備し，腐葉土を入れる．一緒に苗を植えて，水をやる．今度は私の妻が「Yさん農園」と小さい看板を書き，フェンスに固定する．

2カ月もすれば秋ナスが実る．どこから見ても美味しそうなのである．ある土曜日に収穫．Yさんがみんなにこう尋ねる．「ねえねえ，これ焼く？　炒める？　何がいい？」．収穫をしなかった利用者さんも，その

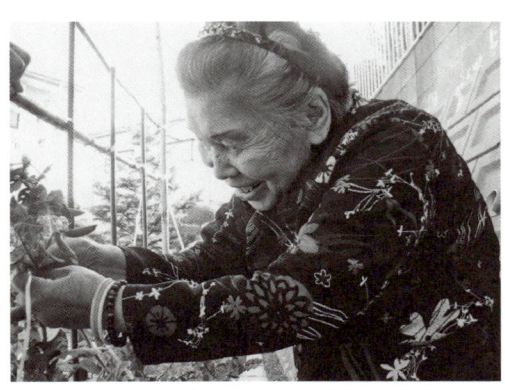

Yさん，スナップエンドウ収穫の風景

時点から，一緒に考えることで「参加」がはじまり，Yさんのきずなが連鎖的に広がってゆく．そして，焼きナス，ゴマ油で風味をつけた炒め物，塩もみ等をつくり，みんなで食べる．格別に美味い．

Yさんは笑顔でこう言う．「みんなに私のつくった野菜を食べてもらえるのが嬉しんよねぇ」．そう言いながら，利用日の午前中は必ず庭に出て熱心に野菜の手入れをされている．

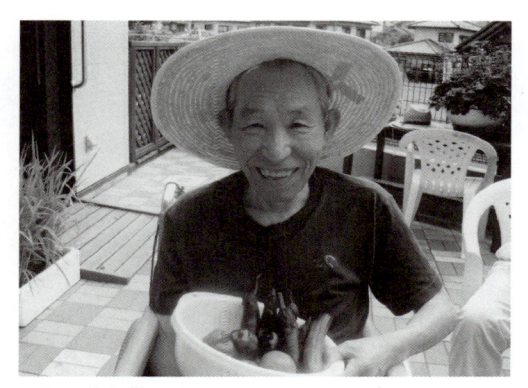

夏野菜収穫の日．すべてデイサービスでできた野菜です

Yさんの農園はその後，プランターが9つになった．ネギ，グリーンピース，ブロッコリー，ほうれん草，はつか大根を植えた．看板も「園芸クラブ」になり，今ではほかの利用者さんも一緒に手入れをする．

こうやってけやき通りの秋が心地よく，そして心を満たしながら深まっていくのである．

4 さりげなく，そして，やさしく

ストレスマネジメント作業療法．そして「意味のある作業」．

作業療法では，「作業」をすることによってリハビリを行う．そして，その人の個人史をみながら，季節を感じてもらいながら，体のみならず，心のリハビリまでもやってのけてしまうのである．しかも，さりげなく．そして，やさしく．

だから，私は作業療法が大好きなのである．

作業療法士の視点から

● "こころ"に触れる関わりを

　Yさんは野菜の知識や行動力の面などから野菜づくりの中心となってくれている方で，気づいたらベランダに出て植えている野菜を触ったり眺めていたりするほど，熱心に野菜の世話や手入れをしてくれていました．その様子は誰が見ても本当に嬉しそうで，幸せな時間を過ごしていることがにじみ出ているようでした．「何がこの方をここまで楽しそうにさせているのか？」，「この元気さはなんだろうか？」と私は気になり，Yさんに聞かずにはおれませんでした．Yさんが野菜の手入れをしながら「みんなに私のつくった野菜を食べてもらえるのが嬉しい」と笑顔で答えてくれたことが今でも忘れられません．

　Yさんのように「意味のある作業」を行い，楽しんで，時間を有意義に過ごしている方のストレスはうまく排出できていますが，その作業を行っているときだけではなく，1日を通してストレスは増やさないことが理想です．1日の中で一度でも多く笑ったり，表情が和らいだり，感動したり，楽しんだり，興味が湧くものをみつけたりする等，少しでもその方の"こころ"に触れるような関わりがあれば，ストレスを増やさずに過ごすことができるのではないでしょうか．

　その"こころ"に触れるためには，「その人らしさ」をきちんと知ったうえで，その方が何を求めているのか，何に価値をおいているのかを知って関わっていく必要があると思います．その関わりの中では，野菜づくりのイベントで野菜を触らない方でもその方なりの「参加」として捉えることができます．

　ストレスを増やさないように，また，毎日をその方らしく有意義に過ごせるように，「その人らしさ」を大切にしながら関わっていくことで「"こころ"を動かす」ことができると思います．

　自分の考えや価値観を押しつけることなく，その方の思いに耳を傾け，尊重し，その方らしい日々の過ごし方ができるように一人でも多くの方の"こころ"に触れていきたいと，あらためて感じました．

（森　由江）

4 パソコンリハビリと生きる力との関係

1 中古のパソコン2台

　2008年（平成20年）6月にデイサービスけやき通りを開設したことはすでに述べた．

　私のリハビリ経験から，「高齢者・障害者のリハビリにはパソコンが最適である」との理由で，中古のノート型パソコン（1台5万円）を2台購入し，デイサービスのフロアにおいた．

　2011年（平成23年）新春．利用者さん28名中，10名がパソコンを使う．パソコンが得意な方の年齢を上から書くと，92歳，89歳，89歳……．

　本章では，この話を皆さんに伝えたい．

2 はじまり

　当デイサービスには「作業リハビリ」というメニューがある．利用者さんの好きな「作業」を言ってもらえれば，スタッフが補助するというものである．若い脳血管障害の方から「パソコンを使えるようになりたい」とのリクエストがあり，作業リハビリとして，Word での3行日記，Power Point を使っての書類作成等からはじめていった．

3 パソコンリハビリ最高齢，92歳のYさん

　「あれ，私にもできるかねぇ……？」という言葉が，私の耳に届いた．Y

さんがパソコンを指差しながら言ったのである．

　まずは，1行日記からはじめた．

　「〇月×日　△曜日　晴れ」

と打つのである．はじめは遠慮がちに打っていたYさんであるが，だんだん積極的になり，杖をついて一人でパソコンのあるカウンターに行き，「職員の人に迷惑かけんごと，はやくうまくならんとねぇ！」と頑張っている．

　今では大きい文字ではあるが1日10行程度は仕上げ，今日の感想も入力する．2010年（平成22年）6月からはじまった日記は，今は表紙もついて，A4で25ページ．

　「冥土の土産になるから，今日もパソコン練習するね！」と冗談を言いながら笑う．

　ちなみに，Yさんは刺繍細工も並行してやっており，チラシ寿司づくり等のイベントでは「割烹着」持参で来てくださる．

　その姿と心がとても素敵な女性である．

4　頭脳派のHさん

　71歳のHさんは，1年前からうちに通っておられる元銀行マン．ハンチング帽をかぶってデイサービスに来られるダンディな方だ．

　定年後，自宅にいることが多くなり，体調を崩された．

　通所しはじめて，話をしていると，昔，お仕事や趣味でワープロや端末機を使われていたとのことだった．しかし，約10年それらから遠ざかっていた．そこで，昔，Hさんの通勤経路であったJR鹿児島本線の駅名を始発駅から終着駅までExcelでゆっくり入力してもらった．どうにか打てた．

　次は日豊本線．徐々に速くなっていった．こうやってパソコンでの"旅"は進み，次は，朝日新聞の天声人語に取り組まれた．

　このころにはご自分のノート型パソコンを購入され，週3回のデイサービスにパソコン持参で来られるようになっていた．まるでビジネスマンで

ある.

　Hさんは次にデイサービス内でYahoo！のニュースをみるようになり，自宅にインターネットをつないだ．次はデジカメ．そのころには介護度も下がっていた．2011年（平成23年）の冬には奥さんを連れて北陸旅行に行かれたそうである．

　ある日，ほかの利用者がやっていた数独（ナンプレ）をやりはじめた．すぐにインターネットで問題を入手し，ご自分のプリンターで印刷し，解く．驚くべきことにもうすぐ通算1,000題達成である．すると，前述のYさんが「あたしも教えて！」と．

　パソコンを打つ私の左手が疲れるくらい，この方々の元気はすごい．とはいっても作業のペース配分については森OTがしっかりアドバイスして，過度にならないようにしてはいる．

5 本来のその人

　まだまだ，パソコンリハビリについては書き足りないが，残念なことに紙幅が残り少ない．

　作業療法では「作業」が決まると遂行し，完了すると達成感が生まれる．ときには「作業選択」という，素人の私からすると何やら味気ない言葉も存在する．

　しかし，こうやって現場で素敵な方々の「意欲」，いや「生きる意欲」を目の当たりにした場合，「作業の力」とともに，ご本人がもつ「生きる力」に惚れ惚れ

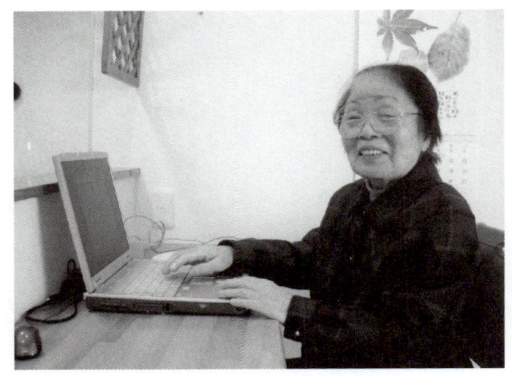

いつも笑顔と大きく元気な声のYさん

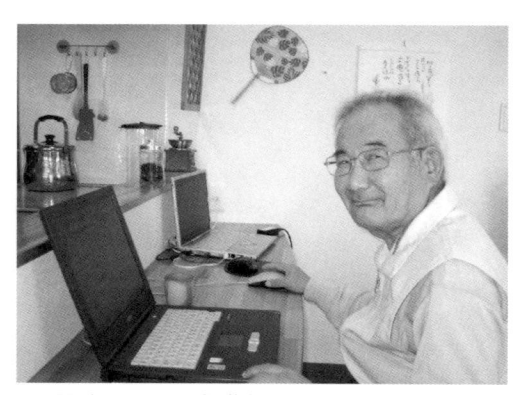

最近はパソコン指導者役のHさん，余裕です

してしまうのである．

　大海原でヨットに乗り風を切って走る人のような，もしくは大陸横断鉄道に乗って南十字星を眺めながら旅を楽しむ人のような，優雅な挑戦であり，今まで生き抜いてこられたその方の精神というものが，私にはじかに伝わってくる．

　作業療法は「療法」ではあるが，その人の「生き方そのもの」であるような気がする．もっと私の言葉を使えば「生き様」のような気がしてやまないのである．

　パソコンリハビリでは，パソコンという座位で使え，かつ難易度をレベル調整しやすい道具や，その操作を通じて，その「生き様」が垣間見えてきたのではないだろうか．

　人生をとても長い間生きてこられて，生き様が素晴らしい方々は，私たち後世の日本人に，その「生き様」により「生き方」を教えてくださっているのではないだろうか．

　私たちはそれを十分，見て，感じ，理解し，承知して仕事を行っていかねばならない．

　作業療法というとてつもなくスケールの大きな医療では，その方の人生に寄り添うように，私たちスタッフが存在するのである．

　だからこそ，そういう作業療法が私は好きなのである．

作業療法士の視点から

●作業を「生きる力」に

　眼が悪いことを気にしていた92歳のYさんでしたが，パソコンに興味をもち，自分から「できるかねぇ……？」とスタッフに声をかけてきました．私は新しいことに挑戦しようとしているYさんの気持ちをなんとかしたいと思い，「やってみませんか？」と声をかけ，初めてのパソコン体験をしてもらいました．できる部分を積み重ねていけば大丈夫と軽く考えていましたが，はじめてみると，1文字入力するのにかなりの時間がかかっていたYさん．ここで「やっぱりできない……」とYさんに思わせてしまってはいけないと思い，当初はどこからどのように進めていこうかと必死に頭の中で考えながら付き添っていました．自分がスタッフに迷惑をかけているとYさんに思わせないようこちらからパソコンを勧めたり，挫折しないよう文字を大きくしたり，入力キーを指で示したりと，必要以上に進まない状態をつくらないようにいろいろ工夫をしました．しばらくして，Yさんがスタッフの誘いなく自分からパソコンの前に座ったのを初めて見たときは本当に嬉しく，感動したのを覚えています．

　Hさんはデイサービスでのパソコン作業が自宅でインターネットや数独の印刷，デジカメ等をはじめるきっかけとなり，家での過ごし方にも影響を与えるほど元気や意欲を高めるものとなりました．来所当初はおぼつかなかった足取りもしっかりし，笑顔が出て，表情が明るくなっていました．

　90代での新しいものへの挑戦，70代の方の力強い意欲を目の当たりにし，作業は「生きる力」につながると実感しました．

　作業療法士は対象者の生きる力や意欲を高め，維持していくための作業に携わる職業であるということを常に意識し，デイサービスで過ごす時間を有効に，その方にとって意味のあるものとして，生きている実感をもって過ごしてもらえるようサポートができる作業療法士になりたいと強く感じました．

（森　由江）

5 懐かしの「昭和の学校」コーナー

1 昭和の町　大分県豊後高田市

　2010年（平成22年）5月，私の実家にほど近い大分県豊後高田市へ家族で遊びに行った．そこは，過疎化した町全体を「昭和の町」というコンセプトで町おこしし，みごとに成功した全国的にも有名な町である．皇太子殿下もご視察に来られたというから半端な取り組みではない．読者の皆さんにはホームページを見ることを強く勧める．

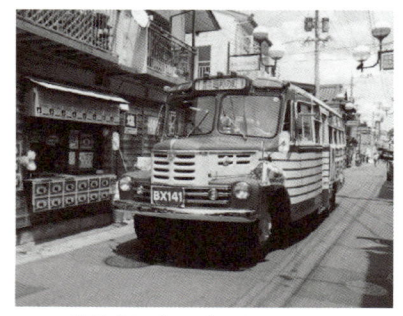

豊後高田市のボンネットバス
（豊後高田市ホームページより転載．
http://www.city.bungotakada.oita.jp/）

　そこでは，1965年（昭和40年）生まれの私がノスタルジックな感傷に浸れるとともに，妙な居心地のよさを感じ，さらに体内のストレスが体外に排出される心地よさを感じた．

　私はすぐに，昭和の本を数冊，購入した．

　「デイサービスで新しいコーナーをつくろう」との思いからであった．

2 「昭和の学校」誕生！

　はじめは，買ってきた書籍をもとに資料をつくって配り，思い出語りをする程度であったが，最近はしっかりした企画「昭和の学校」として存在

している.

　3時のコーヒータイムが終わって，3時15分．学生帽をかぶった葉山が事務所から食堂フロアに登場する．利用者の皆さん，微笑みながら「おっ！昭和の学校の時間やね！」と．食堂フロアのテーブルの端に座って"講義"をはじめる．「皆さん！　お待たせしました！　昭和の学校の時間がやってまいりました！　本日の講師は葉山が……」と少し弁士調で喋り出す．

　この30分の講義は3部構成.
　①懐かしのメロディー合唱（5分）
　②昭和○○年の思い出語り（15分）
　③昭和○○年の思い出の映像（10分）
　1週間ごとに「昭和○○年」とテーマを決めている.

　①は，月ごとに課題曲を設定し，みんなで歌う　「青い山脈」，「知床旅情」，「東京キッド」等．歌詞，メロディーともに素晴らしい曲を葉山がこだわり厳選する．みんなで歌う．月末にはみんなも葉山も歌がうまくなっているのである.

　②は，昭和○○年の出来事を調べておいて印刷して配り，「この○○年は，戦後初めて……」と解説をする．そして，即興でクイズを出す．皆さん，驚異的な記憶力で回答する．もちろん，認知症の方もである．すると，誰からともなく，「葉山さん，それはな，実はこうじゃったんじょよ」，「あんたが知らんのも無理なかろうなあ……」，「まだ葉山さんは種も形もなかったんじゃから！」と声が上がり，皆さんで大笑い．しかも，皆さん，ほんとに詳しく，ここでは片麻痺であろうが，認知症であろうが活き活きとされる．結局，私が皆さんに教えてもらうという結末がお決まりのようになっている．この場面では利用者さんが介護されるのではなく，「葉山に教えている」のである．この瞬間の「役回りの逆転」が涙が出るほど嬉しい.

　読者は気づいておられるだろうが，回想法である．エンターテインメント型の.

しかし，そんな理屈は，正直なところ私にはどうでもよい．高齢者に対するケア，リハビリ，作業療法は，技術的な部分に加えて，「心」でその方の「人生」を眺めるように触れ合うのが大切だと最近特に感じる．
　③は YouTube（ユーチューブ）の出番である．
　これは好きな動画をネットで無料で閲覧できる優れもののサイトだ．
　デイサービスのフロアには大きな液晶テレビがあり，その隣に中古のパソコンをおいている．これらは接続ケーブルでつながれ，パソコンの画面をテレビで見ることができる．これで，利用者さんの出身地を Google Earth で探したり，Yahoo！で検索したり，普段からみんなで遊ぶ．
　それで，「昭和の学校」の③のコーナー．
　たとえば，今週のお題が「昭和38年」であれば，②の資料から，「力道山」，「ホンダスーパーカブ」，「東京五輪音頭/三波春夫」とキーワードが決まる．それらを検索すると，映像がすぐに見られる．これが意外にすごい．歌謡曲，映画，スポーツ，政治と懐かしい映像が瞬時に見られるのである．

3　葉山の作業として

　今回も主役はもちろん利用者さんだが，脇役として葉山も参加している．そのことを少し書かせてほしい．
　まず，私はこの時間が好きだ．なぜなら，元講師であった私には「語り教える作業」は「意味のある作業」であるからである．しかも，片麻痺でもでき，少しの失語症は瞬間的に治る．
　余談であるが，この時間は私以外のスタッフは，事務所に入って記帳したり，休憩したりできる．朝から体を酷使しているスタッフへのほんの少しの恩返しが私のアイデアと立ち回りで可能となる．私自身も「役割」ができると嬉しいのである．

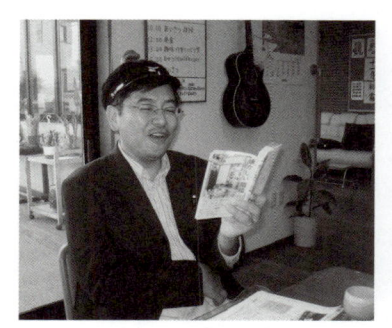

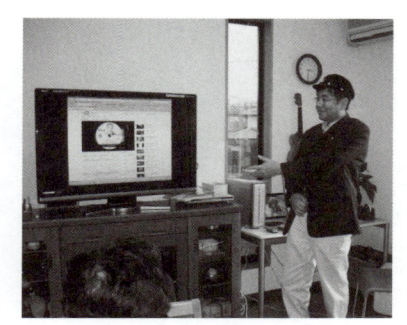

司会役の得意顔の著者　　　　　　YouTubeで歌の解説をする著者

4　昭和の作業

　利用者の方が，活躍されていた"昭和"という時代と当時の作業を思い出すことで，現在の活き活きとした作業につながっていると感じる．ある方は，「こりゃ脳トレになるね，家に帰ってからいろいろと思い出すね」と言って連絡帳にいろいろな思い出を書いてくださる．昭和の学校の二次的効果，三次的効果も出てきた．

　認知症の方も，このコーナーだけは，覚えていてくれており，朝の送迎時から「今日の昭和の学校は何!?」とハリのある声で胸を膨らませる．

　さて，読者の皆さん，これらの取り組みは「作業療法」といえるだろうか．「作業」によって元気になったのだから，作業療法と私は思っているのだが……．

作業療法士の視点から

●作業療法で「生き返る」

　利用者さんが自主的に過ごすことを目的としているこのデイサービスでは，個々の方がそれぞれの意思で，それぞれの過ごし方をしていることがほとんどです．「昭和の学校」のようにこちらが企画して参加してもらう受動的な活動はあまりなく，珍しいものとなります．

　内容を統一した活動は，合う方と合わない方が出てしまいます．もともと興味がない方や仕方なく参加している方，集団での活動が嫌いな方等，参加に消極的な方が多く出てこないだろうか……．この個別性の強いデイサービスに通所している方たちだからこそ，「どうなるのだろう？」と，はじめは参加者の反応が気になって仕方ありませんでした．

　しかし，いざ「昭和の学校」がはじまると，私の心配はまったく無用なものとなりました．普段はほとんどみられない真剣な表情やハリのある声，笑顔，知識，自分の意見や経験を話すこと，「教える」という役回りの逆転等，参加に消極的などころか，活き活きとした新しい一面を多く知ることができました．これらの新たな一面や元気さの表れは，誰もが生きてきた時代の内容を思い返すことで存在感や自信を引き出すというこのコーナーの特性がうまく生かされた結果ではないかと思います．集団や個別という形態や，個別の趣味に特化した関わりであるかどうかに関係なく，人が活き活きとすることが「生き返る」ことなのだと，あらためて認識させられました．

　このコーナーの誕生で思いがけず嬉しかったことは，このコーナーが，家に帰ってからの生活の中でも元気になる行動を起こす「作業」となっていたことです．家に帰ってから連絡帳に感想を記入してくださった方は，眼が悪く，慣れない横書きや小文字の記入を要する連絡帳に苦戦しながらも毎回感想を書いてくれていました．しばらくして，この方が，感想がうまく書けるよう「字の練習をしたい」と自分から言われたことは，忘れられないほど嬉しい言葉として強く印象に残っています．

（森　由江）

6 George Edward Barton 氏が伝えようとしたこと

1 なぜ，今 Barton 氏か？

本章では，約100年前の話を書きたい．

「作業療法」の源流，言い換えれば原点を書かせてほしい．

私は2006年（平成18年）に，片麻痺の自分の体で作業療法というものを体験した．2年経過して，私は理論を探しはじめた．さらに2年が経過した．

みつかったのは，100年前の書籍の中からだった．とてもホリスティックであった．

その著者はoccupational therapistという職業の名づけ親であり，元設計士であり，1917年（大正6年）に米国作業療法推進全国協議会の初代会長に就任したGeorge Edward Barton氏であった．

彼は自分自身の片麻痺等の障害経験から，作業療法の驚くべき効果，高い必要性を知り，自ら42歳で「癒しの家」をつくり，作業療法の実践と研究と普及に努めた方である．つまり，人類の幸福のために動き出した人物である．多くのけが人や病人の心を活き活きとした状態にし，障害を「人生の再出発点」にするための作業療法をつくったBarton氏．

このBarton氏の"Teaching the Sick：A Manual of Occupational Therapy and Reeducation"[1]という原著を，ある方のご好意で入手した．

英語の苦手な私は翻訳できず，翻訳家を探した．半年かけて探し，やっと巡り会えたのが九州工業大学名誉教授の野上暁一先生であった．膨大な量の翻訳をボランティアでしていただいた．心よりお礼を申し上げたい．

2　気がつかない財産（an unregarded asset）

「病人は健常者にはない大きな財産をもっている．それは時間である」とBarton氏は書いている．

患者を助けるという発想ではなく，弱い患者の「強い部分」，いや健常者に勝る部分を「財産」として見いだし，そこに勇気と生き方を指し示している．「勝てる土俵で勝負しろ！」と言っているのである．

人生のマイナスをいかにしてゼロポイントに戻すか，言い換えれば目標はゼロという残存能力ベースのリハビリの思考ではなく，新たに発生した長所を見いだし，示し，勇気の出る言葉で私たちに伝えている．「障害経験」を「財産を得た」と言い切っているのである．Barton氏が障害者であるから言える，という捉え方もできるが，「障害＝財産」と公言する勇気は，偉大なる愛情であると切に感じる．

実際に書籍の中では，"養鶏の卵の温度の検査や伝統工芸等，多くの時間を要する作業にこそ障害者は注力すべき"と書かれている．

3　身体障害者といえども，志まで萎えているわけではない（There are no more cripples except of the will）

ドイツ人の医師Biesalski博士の文章の引用であるが，この書籍の中の第1章と最終章の最終行に書かれている．最終行にである．

この文章を読んで心を打たれない者はいない．いや，そう願いたい．私自身，発症後この言葉をどれほど捜したか……．「俺は何も変わってない！」，「たとえ，右半身が動かなくても俺は俺であって，今までと何が違うのか!?」．

Barton氏の書籍の言葉は，体の機能が低下していても「志」つまり生きるための精神は朽ち果てているわけではない，むしろ今まで以上に精神力は障害によって鍛えられ強くなっているはずだと言っているように，私に

は聞こえる.

この書籍で Barton 氏は「治療法と再教育法」という技術論だけでなく,その根底にある氏の「志」も,同時に活字にすることによって,後世の私たちに伝えようとしたのではないだろうか.

4 作業療法概論や古典としてではなく

Barton 氏の偉業を私が作業療法士に伝える.それが釈迦に説法であることは,十二分に承知している.しかし,承知のうえで伝えなければならないときもある.

2012 年（平成 24 年）．超高齢社会が目の前に迫り,「意味のある作業」の価値が認められようとしている日本において,今こそ,作業療法士と患者や高齢者が一緒になって作業療法の原点に立ち返ってみるべきなのではと感じる.

その「作業を使う療法」は医学的治療方法ではあるが,その療法の土台に「心」が必要であり,そこには「人生」を眺める大きな視点があるのではないだろうか．逆にこの「心の土台」と「人生の視点」のない作業療法など,私は考えたくもないし,私にとっては考えることすら意味がない.

5 KATAMAHI

私がこの Barton 氏のことを講演で語ると,意外に作業療法士の皆さんに知名度が低い．具体的には,知っている人は 100 人に 1 人くらいである．もちろん,養成校の先生や大学教授の方はご存じなのだが,一般の OT さんは…….

そこで,私が Barton 氏の障害や研究について説明すると,皆さん驚いたような顔をされる.

このようなとき,私自身はつらい．なぜかというと,私も Barton 氏も

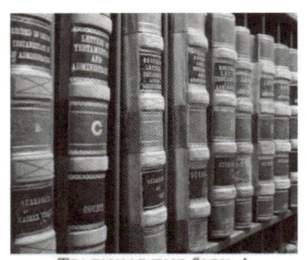

"Teaching the Sick"（復刻版）
Amazonでネット購入できます

同じ片麻痺なので，「虎の威を借る狐」ではないが，私が威張って言っているように聞こえないだろうか？　と心配するあまり，つらくなるのである．

また，OTさんの中には「葉山の片麻痺体験談であれば聞きたいが，葉山から作業療法士の歴史を習うのは……」と閉口する方もおられるのではないかと思う．しかしながら，そのような懸念材料があっても，伝えなければならないこともある．

作業療法士の歴史の中でのこのBarton氏の存在，特にその精神性はすべての作業療法士が知っておくべきだろう．なぜなら，私が会ってきた数百人の心あるOTさんたちは，皆さん同様に，①「人類がもつやさしさの結晶のような心」をもち，②「何事にも負けない太い精神力」があり，さらに③「決してあきらめない強さ」をもっているからである．

この3つは，Barton氏も同様にもち合わせているように私は感じる．

6　Barton氏の精神性

「Barton氏の精神性」は，「現代の作業療法士の精神」に引き継がれている．

逆に，養成校や臨床で"教育"される過程において「Barton氏の精神性」の伝達が希薄なケースは，職場でも「本人と上司」や「本人とクライエント」にとってあまりよい関係は築けていないのかもしれない．

Barton氏という名前や論文を伝えなくても，何か大切なものが伝わっているケースは多いとは思うが，その「何か大切なもの」は，Barton氏の精神性に通ずるものであるから，Barton氏の書籍から熱い言葉や強い精神性

を引用し伝えたほうがよいといつも感じる．

文献
1) Barton GE：Teaching the Sick：A Manual of Occupational Therapy and Reeducation. Nabu Press, 2010
2) 鈴木明子：日本における作業療法教育の歴史．北海道大学出版会，1986

7 アウトドアマンの再始動

1 上々屋さんのパスタ

　福岡県の津屋崎海岸に，仲のよい夫婦が営む小さなパスタ屋さんがある．店名は「上々屋」（じょうじょうや）である．

　とにかく，ここのパスタは美味い．ご主人はロック好き，ニール・ヤング好きであり，ロックバンドでベースを弾いている．余談だが私の知るかぎりでは，「ベースマンに悪い人はいない」．この方もその例にもれず，お世辞抜きで素晴らしい人徳を備えたコックさんである．そして，奥さんはそれ以上かもしれない．ここで食べるパスタが美味しいのは，当然といえば当然なのである．

　一度，デイサービスけやき通りのキッチンで，ボランティアでパスタをつくっていただいたこともある．

　ある日，そのご夫婦から相談を受けた．

「店のすぐ近くに，アウトドアが好きでカヌーやヨットをやりながら，革細工もとても器用につくる方がいるんですけど，その方が葉山さんと同じ病気になったんです．年齢も近いんですが……．病院から退院はしたらしいけど，家から出てこない．うちの店

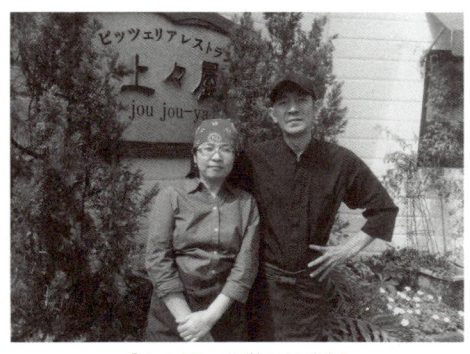

「上々屋」を営むご夫婦

にも来ないのです．勤め先も休職したまま．どうしたものでしょうか……」

2　通所開始〜指編み〜

それから，3カ月が経過し，あるケアマネジャーから電話が入った．「津屋崎海岸に，葉山さんと近い年齢で同じ右片麻痺の，軽い失語症の方がいるんです．一度会ってくれませんか？」．前述の上々屋さんとはまったく別の経路からの情報であった．

すぐに週2回の通所がはじまった．

小さなパソコンをバッグに入れ，杖をついてフロアを歩くFさん．

そのころは言葉がうまく出なかったようで，言葉を間違えると「すみません……」，「すみませんねぇ」，「すみません……」と，そればかり．私は"この人，本当にアウトドアが好きな人？　なんか迫力ないよなぁ……"と，とても失礼なことを思っていた．

しかし，森OTはそんなときもやさしく，かつ冷静に，Fさんの心に寄り添い，傾聴し，作業を探した．

2カ月ほど経って「毛糸の指編み」がはじまった．むろん，片麻痺なので一人ではできない．だから，森OTと一緒にやる．マフラーができた．結構，立派な仕上がりで本人もまんざらではなさそうだ．

次に，昔からやっている革細工をはじめた．メガネケースやパソコンケース，いろいろな色の革を持参し，Fさんの材料棚には材料があふれ出した．そのころからか，「すみません……」の回数が減り，反作用のように「笑顔」の回数が増えた．

3　九州一周

私，葉山のデイサービス内での仕事は，傾聴である．いや，話したり聴いたりすることである．Fさんは以前から，徒歩で九州一周に挑戦してお

られたとのこと．ザックをかついで国道を歩いて，宿に泊まり，翌日にはまた歩き，夕方になると電車で自宅へ帰る．週末にこうして距離を進め，次の週末には電車で前回の最終地点から出発するのだという．もちろん徒歩で．気の遠くなるような旅だが，福岡県を出発し，佐賀県，長崎県，熊本県，鹿児島県と九州を時計と逆回りに周り，宮崎県日向市まで進んでいる．1994年（平成6年）にはじまって，2008年（平成20年）1月でストップしていた．ホームページに書き綴られた旅の記録からは，Fさんの個人史，いや，「生き様」がみえてくる．いつになったら再開できるのだろうか……．

4 車とリハビリ出勤

　しばらくデイサービスに通所すると，週2回の勤め先へのリハビリ出勤がはじまった．そのころは真っ赤な自家用車を右片麻痺用に改造して，遠乗りもできるようになっていた．

　ある日，勤め先との話し合いに私も参加した．

　とても，厳しい状況であった．

　2007年（平成19年）の私が退職を決意した話し合いのことを想い出した．だから，私は懸命に説明した．「体の機能を回復させることもリハビリですが，全世界的に働く環境を整えることもとても重要なことなんです．ご本人の機能回復を待つのと同時に，職場環境の整備も考えてもらえませんか」．

　説明のつもりが，説得に変わっていた．さらに言った．

　「私もFさんと同じ病気

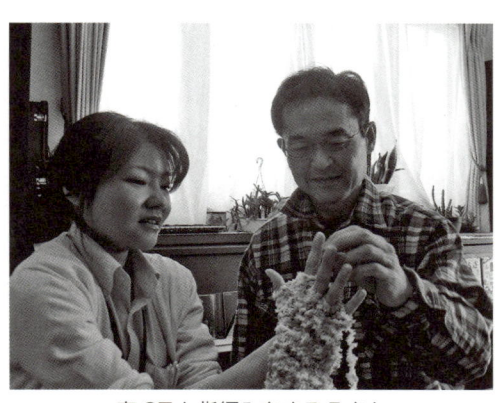

森OTと指編みをするFさん

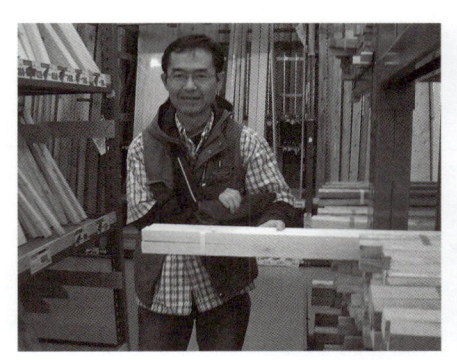

ホームセンターで犬小屋の材料選び　　　利き手交換した左手で，仕上げのペンキ塗り．完成も間近です

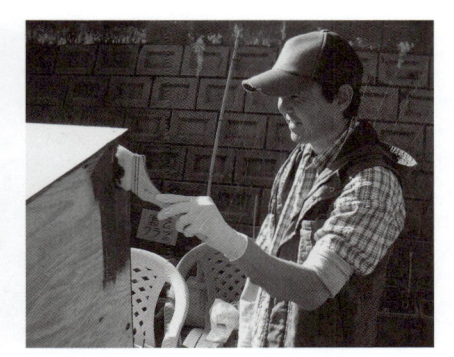

で失語症でした．しかし，仕事をしながら克服していきました．それには時間と環境が要るのです．どうか理解してもらえませんか．お願いします」

先方の担当者の目が変わった．本当に変わった．

それから，リハビリ出勤に関する詳細の話し合いに移っていった．

2007年のあのときの私にも，今の葉山のような助っ人がいたらなぁ……と考えたが，これが人生というものだ，と考え直した．

かくして，Ｆさんの赤い車でのリハビリ出勤は続いた．

デイサービスけやき通りへの週２回の通所も続いた．

5　犬小屋づくり

ある日，Ｆさんが私のところに来てこう言った．

「けやき通りで犬小屋をつくるというのは無理ですか？　実は小学生の娘に犬小屋をつくってと，せがまれたんです……」

片麻痺の父親には酷なおねだりである．しかし，作業療法においてはその"酷なおねだり"は"娘さんからの大きな大きなプレゼント"となるから，すごいのである．

私は言った．

「早速，今日から準備に取りかかりましょう！　図面を書いて，ホームセンターに木材を買いに行きましょう！」

この"犬小屋づくり".

これを断る理由は，世界中どこを探してもない．もちろん，わがデイサービスにも．

私は潤んだ眼を隠すために，すぐに事務室に入った．

森OTからアドバイスを受けながら，Fさんとスタッフがデイサービスの庭で犬小屋づくりをはじめた．

工程が進むにつれ，周りの利用者も関心が高まり，寄ってくる．作業療法というのは，「人をつなげる」というところも素晴らしいと感じる瞬間である．

木材を組み，ベニア板を張り，こげ茶色のペンキを塗る．犬の名前が「ナイキ」なので，最後に犬小屋の入り口の上に，（靴のメーカーの）ナイキの赤いロゴをつけて完成．

すぐに，赤い自家用車に載せてご自宅へ．

今でも，私は上々屋にパスタを食べに行くときに，Fさんのご自宅の軒先を見る．

あの犬小屋がある．やはり，私の涙腺が緩む．

6　社会復帰

2011年（平成23年）8月．とうとうFさんは職場に復帰した．復帰直前に，ご夫婦でデイサービスに挨拶に来てくださった．奥さんが，失語症の夫の気持ちを代弁するように言った．

「今まで3年間，いろんな人に出会って助けていただきました．どの方も素晴らしいサポートをしてくださった．そして，人と出会い，その方がいたから，次の方と出会うことができ，そうして，また，次の方との出会いがあり……．本当に皆さんに助けられてここまで来ました」

奥さんからは今までの気丈そうな表情は消えており，やさしく，柔らか

い笑顔に変わっていた．

　2011年，8月1日．彼は社会に戻った．8時間×5日の1週間．体力的にはマラソンのようにハードであったと想像できるが，彼の魂はよみがえったのである．

　繰り返すが，彼の魂はこのときによみがえったのである．

7　再び宮崎の地で，再始動

　そして，それから2カ月が過ぎ10月のある夜，メールが届いた．ご本人の許可をいただいてここに掲載する．

　「お元気ですか．私は毎日仕事に行ってます．なんとかやってます．先日，ついに宮崎に歩きに行ってきました．3年ぶりです．すごく感動しました．わずかしか歩けなかったですが……．また歩けるんだと思うとさらに感動です．葉山さんは，行けるかどうかわからないときから真剣に考えてくれました．本当にありがとうございました．そして感謝です．また，歩きに行きます」

　ついに，アウトドアマンが再始動したのである．

　作業療法は，本人がもつ力を呼び戻す療法．あくまで主役は本人．

　それでいいのである．いや，そこがいいのである．

　Fさんの宮崎での再始動を森OTに伝えたところ，彼女は泣いた．私も一緒に泣いた．午後1時の事務室で．

　そうそう，上々屋のご夫婦にこの報告をしないといけない．

　また，私の涙腺が緩むかもしれない．

＊Fさんのホームページ「津屋崎海岸」
　http://ts3.chipchat.ne.jp/index.htm
＊Fさんの最新のブログ「脳出血です．そして歩きます．」
　http://blogs.yahoo.co.jp/suzusaho
　「fudinofu」で検索できます

作業療法士の視点から

●自信を取り戻す"作業"

　Ｆさんはご自分で靴をつくってしまうほど，職人に近いレベルの器用な方でした．趣味であった革細工をしようか……？　と当初は考えましたが，Ｆさんとしばらく関わるうちに考えが変わりました．この方には，作業をすることで作品ができたという達成感だけでは不十分だと感じたからです．

　Ｆさんは周囲の人が自分に時間を費やしてくれること，うまく話すことができない自分の話を聞いてくれることにとても恐縮していました．「すみません……」という言葉がＦさんの申し訳なく思う気持ちを表していると思いました．

　一人では難しい毛糸の指編みをＦさんに勧めたのは，私が毎回Ｆさんと一緒に作業をすることで，恐縮する気持ちが少しでも軽くならないだろうかと考えたからです．編み方を工夫し，私の右手に糸をかけ，編んでいくのはＦさんの左手の役割として進めていきました．私が，作業をするための一つの道具のような存在となることで，手に糸をかける誰かがいなければ進めないようにしたのです．毎回，マンツーマンで関わる時間をもちました．私が毎回当然のように関わることで，Ｆさんが気軽に私を呼べるようになればと思ったのです．しばらくは，遠慮するＦさんから指編みをしようと声をかけてくれることはありませんでしたが，ある日，私と目が合ったＦさんから「やりましょうか？」と声をかけてくれたのです．私は心の中で「やった！！」と叫びました．このＦさんからの誘いかけは，「すみません」から抜け出す第一歩でした．このマフラーが完成したころから，もう「すみません」はほとんど聞かれなくなりました．

　その後，Ｆさんは"革細工でのカバン"や"犬小屋づくり"を自分の意見として表現し，希望した作業として行うことができました．

　復職し，九州一周の続きで宮崎での歩きを再開させたＦさんには，体力的な自信はもちろん，当初は隠れていた心の自信がよみがえっていました．

（森　由江）

8 認知症の作業療法は魔法です！

1 もともと……

　2008年（平成20年）に，わがデイサービスはオープンした．
　開設当初の，とても恥ずかしい話がある．
　開設後，2週間ほどして6名くらいの方々が見学に来られた．「認知症の人と家族の会」であった．
　私はデイサービスの説明をした．「ここは高齢者・障害者向けのデイサービスです」と．
　代表の女性が質問してきた．
　「認知症についてはどうですか？」
　私は答えた．
　「正直に言って，ここはどちらかというと障害者よりのデイサービスです」
　開設当初，いや開設を考えたときから，「片麻痺の友人に作業療法を届ける」ということが，自分の中で，明文化していない理想となっていた．
　6名の方は黙りこくった．
　少しの間があって6名は帰っていった．
　原稿を打っていても顔から火が出るほど恥ずかしい．本章では会社の理想を，いや経営方針を大きく変えた出来事を書きたい．

2 ある日，森OTが

　ある日，軽度の認知症患者のMさんが通所をはじめた．けやき通りで趣味をさせてあげたいという家族からの希望だった．私は森OTに任せた．
　しばらくして，私がフロアを歩いていると，森OTがMさんに毛糸の編み物を教えていた．私は驚いた．認知症患者が新たなことを学習するのはとても困難だからだ．私は森OTを事務室に呼んだ．
　葉山「森さん，認知症患者のMさんに編み物を教えているの？　そりゃ無理……．早めにきり上げたほうがいいよ……」
　森OT「そうですね，ではもう少しやってやめます」
　葉山「うん，そうしてよ」
　それから30分が経過し，Mさんを見た．
　私は自分の目を疑うことはあまりない性格なのだが，さすがにこのときは驚いた．Mさんが慣れた手つきで毛糸を編んでいるではないか．リズミカルに．
　3時のおやつ前には，コースターのようなかたちのアクリルタワシができあがった．
　夕方，森OTを事務室に呼び，急いで尋ねた．
　「あれはナンだったの？　なぜ，あの認知症患者が新たに編み物を学習できたの？？？」
　森OTは申し訳なさそうにこう言った．
　「ケアマネジャーからの基本情報に"昔の趣味は毛糸の編み物"と書いてあったんですよ．だから，少しずつ簡単な編み物をやってみたら，手つきがとても素晴らしかったんです．それから，すぐに思い出せたんです」
　「狐につままれたようだ」というのは，こういうときに使うのだろう．とにかく驚いた．

3　まるで TV のドキュメンタリー番組

　それは，まるで「魔法」であった．
　認知症患者でも遠い昔の記憶は覚えている，ということは，私も知っていた．しかし，編み物という複雑な指の動作まで覚えているとは……．
　「手続き記憶」というものか，「作業の力」というものか，私には理論的な説明は難しい．しかし，現に編み物はできあがっている．
　「作業療法．すごい力をもった療法に俺は出くわした」と，やっと状況を認識しはじめた．
　さらに，この手続き記憶による作業は，本人の精神状態をとてもおだやかにさせ，顔の表情もとても柔らかくさせる．そして，昔からなじんだ作業により，本来のその人がよみがえるのである．

4　家族と

　その後の通所で，少しずつ作品づくりを重ね，冬が終わるころではあったが，毛糸のマフラーができあがった．みごとであった．
　すぐにご家族のもとに届けた．
　娘さんがそれを見て泣いた．
　「お母さん，昔みたいに編み物がまだできたのね……！」

　世間では，介護で「その人らしさを！」と言っているが，作業療法には，なじみ深い作業によって，本来のその人をよみがえらせることができる力がある．当然，作業療法士がそれをやってのける．
　それはまるで，魔法使いのようである．

5　国民に知らせる義務

　開設後2年経過し，冒頭に述べた「認知症の人と家族の会」の代表の女性宅を訪問した．詫びを入れるために．

　これからは障害者も認知症患者も同様に受け入れ，介護そして作業療法を行い，「その人らしさ」を引き出すようにすると，その方に伝えた．いや，「約束」した．

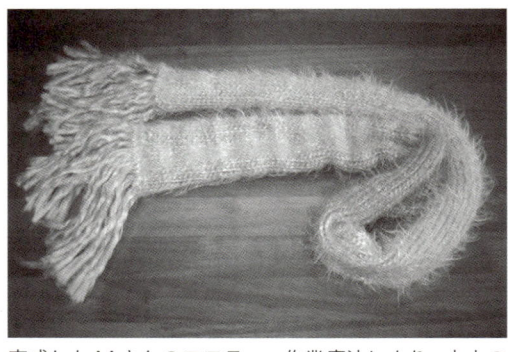

完成したMさんのマフラー．作業療法により，本人の「存在」がよみがえった

　その方は，柔らかい微笑みを浮かべ「そう．ありがとう．じゃあ，これからよろしく頼むわね！」とやさしい声で私を包んでくださった．

　今でも，この方とはよく話をする．ありがたい．

　高齢社会の中，認知症は国民の難題であり，今こそ作業療法士は作業療法を国民に知らせるときである．そしてその義務がある．

　いや，日本国民だけではなく，「全人類」に対してなのかもしれない．

作業療法士の視点から

●能力はよみがえる

　趣味を一つのきっかけにして，その方のやりたい作業や「意味のある作業」を探し，実行していく．

　認知症のMさんの趣味は「毛糸の編み物」でした．

　昔の「編み物」というと，マフラーのような小物をつくるのではなく，セーター等の大きなものをつくることがほとんどです．この方もそうでした．

　セーターをつくったことのある方ならば，編み方自体は忘れていないだろうと私は考え，編み物で作品づくりをしようと決めました．しかし，いきなりセーターができるはずがなく，最初の作品に何をつくろうかと悩みました．できあがった作品を忘れてしまわないように短時間でできあがるもの，つくって終わりではなく使えるもの，Mさんが少しでも興味を示すものという点を考慮し，私の頭に浮かんだのはアクリルタワシでした．

　私がタワシを見せると，Mさんは初めて見る毛糸のタワシに興味を示してくれました．早速，練習のため私が目の前で少し編みはじめ，Mさんにバトンタッチし一緒に編み物をはじめました．Mさんがかぎ針を持つ手つきはよく，横で私がかぎ針を入れる場所や糸をかける回数を口頭で指示することで手を進めることができていました．徐々に横での指示のタイミングを変えたり，回数を減らしたりしていくと，あるとき，私の声がなくてもMさんのリズムでスイスイと編み進めていけるようになっていました．「これならできる！！」と感じた私は，すぐにタワシ用の毛糸をMさんに渡しました．それから初めての作品完成まではあっという間でした．

　長い間のブランクがある方でも，その方に合った関わり方を工夫することで能力がよみがえり，「できる」ことを実感してもらえる．能力は消えてしまったのではなく，引き出されるきっかけがなかっただけだったのです．

　その後，娘さんがMさんのつくったマフラーを見たときの言葉は，「作業」の力を強く感じたからこその言葉であり，Mさんの経過を知るスタッフも，この言葉と作業の力に感動させられました．

　　　　　　　　　　　　　　　　　　　　　　　　　　（森　由江）

9 葉っぱビジネスの作業

本章では，私の講演でのおもしろい話をご賞味あれ．

1 M市商工会議所青年部

その日の講演会場は商工会議所であった．

青年部の依頼で「医療福祉産業育成委員会」の勉強会．タイトルは「障害経験により高齢者の本当のニーズが読めた！」である．

講演は毎週のように行っているが，ここでは"経営サイド"に方向性を変えて，①介護ビジネスのポイントを伝える，②これからの福祉企業は利益追求型ではなく幸福追求型，③自らの体験の中で知った作業療法が幸福追求型の医療であり介護である，といった内容を，ネクタイを締めた少しこわもての経営者約70名の方へ，午後7時30分からの時間帯に伝えるのであった．

一応，私も元「会計学講師」であり「法人税法」を専門にしていたので，少しは経営サイドの視点をもち合わせている．

講演自体は，デイサービスけやき通りの風景，特に利用者さんの笑顔のスライドによって，上記①～③を説明した．パソコンを使

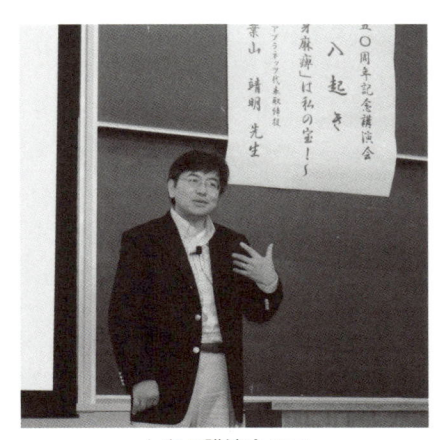

とある講演会にて

う利用者さんの笑顔，野菜を収穫する利用者さんの笑顔，漬物をつける利用者さんの笑顔等の「作業による笑顔」，いや「作業による満面の笑み」のスライドが中心であった．

90分にわたってデイサービスけやき通りの取り組みを紹介した．遅い時間帯にもかかわらず，眠っている方が一人もいなかったのが，ありがたかった．

2 懇親会で

午後9時すぎから懇親会．

約70名の社長さんが大広間の座敷に集って語り合う，杯を交わす．私の膳の上に名刺が積み重なっていく．お世辞を真に受け，喜び，笑顔になり，杯が進むのは私の癖である．

ある電気工事会社の社長さんがみんなにこう言った．

「今日の葉山さんの講演は，心に響いた．葉山さんの会社の社訓である"ココロが動けば，カラダが動く！"．これはいい！　私は今，まさにそういう心境だ．そして，2年前の講演がデジャヴのように頭に何度も浮かんだ．それは徳島の"葉っぱビジネス"のおばあちゃんたちの笑顔．葉山さんのデイサービスの作業療法による笑顔とまるで一緒．この笑顔は福祉事業に限らず，ここにいる全員の会社のお客さんにも求められる笑顔ではないか．お客さんのあの笑顔を得るためにみんな明日からも頑張ろう！」

私は，涙腺が緩むほど嬉しかった．

何に？

それは，自分のデイサービスが評価されたことに加え，「笑顔の素」がともに「作業」であったからである．言い方は乱暴だが，「作業」のすごさが証明されたように感じた．

だから，涙腺が緩んだのだ．

3　徳島県の葉っぱビジネス

　皆さんはご存じだろうか，その「葉っぱビジネス」を．

　徳島県の「株式会社いろどり」は横石知二社長を中心に，高齢者が山に入っていろいろな葉っぱを採ってきて，きれいに箱詰めし，全国の青果市場や料亭に出荷しているのである．年商は2億円を超え，中には一人で1,000万円以上も稼ぐおばあちゃんもいるそうだ．この横石さんは，数年前からメディアでよく取り上げられている社会起業家として有名である．

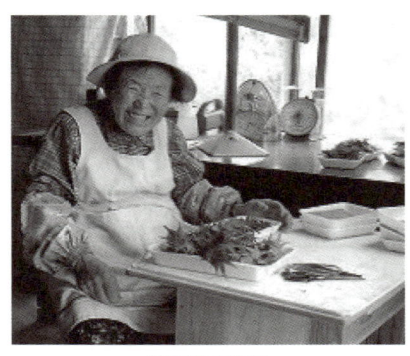

徳島県の笑顔
（株式会社いろどりのホームページより転載）

　その徳島県の笑顔とけやき通りの笑顔が一緒だと，言ってくださったのである．これが感激せずにいられようか．そのおばあちゃんの写真はホームページに載っている．パソコンをおもちの読者にはここで，この私の文章を読むことを休憩し，インターネットでその笑顔の画像やその試みを確認することを強く勧める．

＊株式会社いろどりのホームページ
http://www.irodori.co.jp/own/index.asp

4　笑顔の種類

　さぁ，パソコンは見終わっただろうか？（笑）

　徳島県の笑顔とけやき通りの笑顔．

　それは人としてまだ現役であり，元気であり，まさに生きている(living)ことを感じさせる．お金を稼ごうと稼ぐまいと「喜び」の笑顔は同じであ

る．多くの人に絶対不可欠なものであり，これを私は追求したい．

その笑顔は「作業」によってもたらされるということを私はこれから伝えたい．

人間の行動である「作業」を①身の回りのこと，②趣味・遊び，③生産的活動（仕事や家事），と分けて考えると私の頭はすっきりする．COPM（カナダ作業遂行測定）である．

純粋にシンプルに３つである．

これを笑顔の種類で分けると，

①身の回りのことができたとき（セルフケア）……………………微笑み
②趣味・遊びができたとき（レジャー）……………………楽しい笑顔
③生産的活動（仕事や家事）ができたとき（プロダクティビティ）……喜びの笑顔

となる．

徳島県でおばあちゃんたちが行っている作業は，間違いなく「生産的活動」である．この③生産的活動の笑顔．これは「楽」の上位段階のプラス概念である「喜」であると私は感じる．

この③には，お金儲けではなくても，「子どもの遊び」や「高齢者の趣味」のようなものも入る．つまり「生産的活動」は，お金だけでなく，知識や文化，人格，人間，ときにはほかの人の幸福をつくる等，いろんなものの生産，つまり「つくる」ということである．

この③の生産的活動による笑顔が徳島にも，そして，デイサービスけやき通りにも，あったのではないだろうか．

5 四国

つまりである．

「作業」．

特に「生産的活動」があれば人間は健康であり，幸福であり，喜びを感じ取ることができ，素晴らしい笑顔が生まれるのではないだろうか？

特に高齢者・障害者である（高齢者・障害者には急務であると捉えても構わない）．
　ただ，1点注意しておかねばならないことがある．
　「健康な人には"作業"のすごさはわかりにくい」ということである．
　高齢者や障害者等，今までよりできる作業が極端に減った場合にのみ，作業のPOWERが感じ取れるのである．
　昔，私自身がエベレスト登山で標高4,500 mを超え酸素が薄くなったときに酸素の必要を大きく感じたり，南米チリのアタカマ砂漠で雨が降らず，水のありがたみがわかったのと同じで，「作業」も「失って初めてわかるその必要性」なのである．
　私はここでこの理論を絶対的な理論として説くつもりはない．相対的な理論，または現実的な意見として捉えていただきたい．また，鳥瞰的な視点で筆を進めることを読者に許してもらえるのであれば，「作業」という視点をもてば多くの人がもっと簡単に，健康的な方法で笑顔になれるのではないかと思う．
　そして，これを伝えるために私は講演活動に行く．少々体がきついと思うこともあるが，講演は私の文化的な意味のある生産的活動であり，私の生き甲斐になっている．
　たぶん，私の講演するときの笑顔は，徳島のおばあちゃんたちのような笑顔になっているのであろう．

　本章では，デイサービスけやき通りの外の事例から，「作業療法」を考えてみた．私が，読者の町を講演で訪れたときにぜひ，今回の話に対するご意見を聞かせていただきたい．

10 書道と尊厳

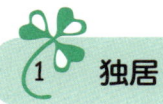

1 独居

2010年（平成22年），冬．Hさんが通所しはじめた．

ご主人が半年前に亡くなってから，一人暮らし．最近は，認知症の症状が出るということで，デイサービスけやき通りへの週2回の通所が決まった．

ケアマネジャーからの情報によると，以前は書道師範でもあった彼女の「意味のある作業」は書道であった．とはいっても，ご本人はそこのところの記憶があやふやで，デイサービスに備えつけてある書道セットを机の上においても，すぐに使おうとはしなかった．いや，書道をすることを拒んでいる様子さえ見受けられた．

「せっかく，作業歴から"書道"という作業が重要だとわかったのに……」と，私は内心がっかりした．

2 森OT

森OTという人は，三国志の中に出てくる「諸葛孔明」のように，聡明な頭脳をもち備えている．1日3時間の週4日出勤のみで，このけやき通りの作業療法を創ってきた人である．正社員が働く時間を「1」とすれば森OTの働く時間は「0.35」である．その時間と情報量のみで，日本でもまだデイサービスで例の少ない「meaningful occupation」による作業療法をやってのけているのである．現在，38名の利用者さんのうち，2名を除い

てはすべて作業が決まっている．さらに，作業に対して思い入れの強い葉山の要求を常に理解し，臨床現場で実践してくれているのである．そのような力を兼ね備えている森OTが，けやき通りから歩いてすぐのところに住んでいたのである（ここは，葉山の運の強さを確信していただきたい！）．

3 導入

　今回のHさんの作業についても，森OTの意見や指示を聞くというのは当然であった．

　森OTはスタッフ（作業療法士ではない）の男性を呼び，打ち合わせを行った．すぐに，行動ははじまった．

　テーブルにポツンといるHさんの隣の隣の席に男性スタッフが腰かけ，毛氈を敷き，半紙を広げ，硯で墨を擦る．ちなみに彼はまったく書道を知らない．そこで，大筆で「一」の字を書いて練習する．ここではHさんも森OTも出てこないし，声もかけない．スタッフの男性は何度も何度も「一」の練習を孤独に行う．一日が終わる．そしてHさんの次の通所日に同じことをする．それが数日続いた．Hさんは時々，その「孤独な書道練習」を見ている．

　そして，ある日．

　Hさんが後ろ手を組んで「上手ねぇ」と男性スタッフのところに近寄ってきた．後ろに組んだ手を外し，筆を持った．「こう書くといいわよ」と，きれいな「一」が書かれた．そして，簡単な漢字を書いていった．

　それからは，自信を取り戻したのか，通所のたびに日課のように書道を行った．ときにはお手本を見て，ときには自分で文字を考えて．

　だんだんと昔の勘を取り戻したのか，素人の私が見ても，だんだんと達筆になっていった．

　"また，森OTは人を生き返らせたなぁ"，"やっぱり森OTは魔法使いだなぁ"と私は心で感じた．しかも，森OTは手も使わず，言葉も使わず，

体にも触らずに，作業療法をやってのけたのである．この方を諸葛孔明と表現しなくてどう表現しようか．

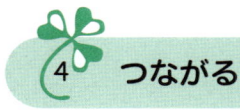

4 つながる

　私，葉山もときにはよいことをする．
　インターネットで翌月の季節の言葉を探し，Hさんに伝えた．翌月が3月であれば「弥生，初桜，彼岸，卒業，春の宵」という具合だ．
　するとHさんは，その中から好きな言葉を選び，鉛筆で丸囲みし，筆を持ち，達筆でその選んだ季節の言葉を書く．できあがったらデイサービス内の掲示板に掲示する．余った作品はご自宅にもって帰っていただき，毎週，来られる娘さんに見せてもらう．
　翌日から，みんながみんな，「あの字は素晴らしいねぇ～！　誰が書いたん！？」と私に言ってくるのである．もちろん私に「Hさんです！」と言う．
　けやき通りを訪れるケアマネジャーも「あの字は素晴らしいですねぇ～！　利用者さんが書いたんですか！？」と判で押したように聞いてくる．そして，病名を伝えると「嘘でしょ！？　信じられないです」と驚く．
　日本人は昔から，仮名まじりの日本語という美しい文字で季節を表現し，流れゆく暦，季節を感じてきた．テレビで「温泉グルメ番組の画面に映った紅葉」を見て秋を感じるのは，つい最近の味気ないデジタルな季節の味わい方だと私は思っている．そこにHさんの季語．白と黒の表現で「季節」を感じる．さらに，書による日本語は，高齢者の心にはもっともっと深く入り込んでいるようだ．Hさんの"芸術"であるから当たり前なのだが．
　みんなにいつも絶賛されて，Hさんの照れ笑いの数も増えてきた．
　ある日，利用者さんの誕生会があった．スタッフの提案で「書によるプ

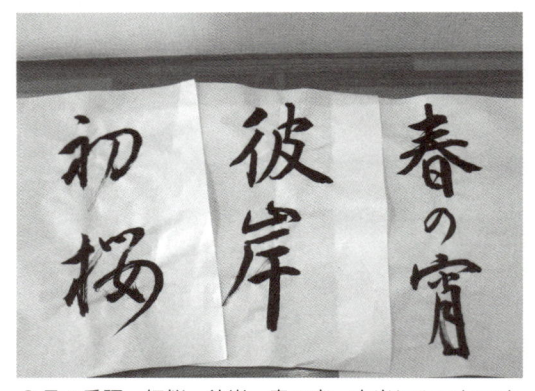

3月の季語，初桜，彼岸，春の宵．本当にみごとです

レゼント」ができあがった．「○○さんへ　お誕生日おめでとうございます」とHさんが大筆を使って半紙に達筆で書き，その日の通所者の名前を一人ずつ聞き連名で書いていった．そして，誕生日の方に手渡しでプレゼントした．失語症である誕生日の方はとても嬉しそうだったが，その嬉しさを表現できなくて悔しがった．でもその大きな心の動きは伝わった．

　私もとても嬉しかった，ということは想像するにたやすいだろう．

　この稿を進める．

5　人間の尊厳

　ある日，そのHさんの娘さんよりお電話をいただいた．「けやき通りは本当に素晴らしいです．人間の尊厳を大事にしてくださるからです」．電話を切ってから，涙を我慢して考えた．「人間の尊厳を大切にする」という言葉を私が誰かに言われたのは，生まれて初めてなのでは？　と．教科書に載っていたり，講習会で講師が言っていたのは思い出せるが，直接，言われたのは，そのときが初めてである．この自分勝手で，「福祉」ということを考え出してまだ数年しか経過していない浅はかな男が経営するデイサービスが，「人間の尊厳を大切にする」とほめられたのである．

　作業療法の偉大な力を実感した．

6 存在へと

　世間では認知症患者といえば，以前の私が思っていたように，厄介者と思っている方が多いだろう．しかし，作業療法では，「作業」によって本来のその人をよみがえらせ，周りの人に季節を知らせ，ご本人に役割をもたせ，ご本人がほかの人を喜ばせるプレゼントをつくる力をよみがえらせ，もう一度，ご本人の「存在」を復活させるのである．

　作業の可能化　→　役割　→　つながり　→　存在　→　尊厳
ということであろうか．

　疾患名の中には「本来のその人」はいない．
　介護のようにやってもらっていることの中にも「本来のその人」はいない．
　やらされていることの中にも「本来のその人」はいない．
　やはり，本人が自ら行っていることの中にのみ，「本来のその人」が現われるのではないだろうか．
　病気の中にも，介護の中にも，受動的行動の中にも，その方の生き様や存在はなく，「内発的で自発的な行動，作業」の中にのみ，その方の生き様が存在するのである．
　だからこそ，森OTはスタッフに下手な字で「一」を何度も書かせたのである．
　本人がもつ力を呼び戻す療法．それが作業療法．
　だから，私は作業療法が大好きなのである．

作業療法士の視点から

●作業の意味

　私は諸葛孔明のようなすごい人間ではありません．ただ与えられた仕事を普通に，私なりにやっていただけなのです．たまたま著者の一番近くで作業療法をしていたのが私というだけで，私などがそういわれるならば，作業療法士はみな諸葛孔明のような存在だと思っています．

　この書道の師範だったHさんは"書道"という作業がはじめからわかっていました．書道の道具を準備していれば，以前のように字を書いてくれると思っていたのですが，なかなか字を書こうという行動はみられませんでした．師範だった方なので，普通の道具セットは気に入らないのかな？　恥ずかしいのかな？　周りの環境が合わないのかな？　等，字を書こうとしない理由をいろいろと考えました．

　あるとき，ほかの方が書いた数枚の半紙の字を見てHさんが「こっちよりはこれのほうが上手に書けているね」とその半紙を指差しながら言いました．このやりとりを見て私は，もしかして，ご自分が書道をするのではなく人に字を教えることが，この方の"書道"の意味なのではないかと思いはじめました．

　それからHさんの近くで，字の練習がしたい男性スタッフがいることをアピールしました．その様子を見たHさんが，師範の顔になり，初めてお手本に「一」の字を書いてくれました．一番初歩の練習である「一」の字から教えてくれたのです．その日すぐに「今日，Hさんが字を書いてくれました！！」と，とても喜んで報告したことを今でも覚えています．それからHさんは，ほかの利用者さんにも指導してくださり，やさしく添削してくれるHさんにその利用者さんはとても喜んでくれました．それからは教えることとHさん自身が字を書くことが日課となりました．そして，Hさんの字を見た人からほめられることで，今度はご自分が字を書くことが中心となる日課に変わっていきました．

　毎回，ご自身の師範用の筆を持参され，集中して字を書かれる姿は強く印象に残っています．

（森　由江）

11　城西ヶ丘のあしながおじさん

1　NHK

　2008年（平成20年）12月．デイサービスけやき通りがNHKのテレビで放映された．「おはよう日本」という朝のニュース番組の中，「まずは，心のリハビリから」というタイトルで4分間．

　反響は大きかった．その中で，一人の男性と市役所の方が「テレビを見ました！」と言って，デイサービスけやき通りを訪ねてくださった．

　その男性の名は藤野さんといい，日焼けした笑顔に，作業用の帽子がとても健康的．初老である年齢だが，そういう感覚が私の頭に浮かばない．それくらい若々しい方だ．

　藤野さんは言った．

　「テレビを見ました．このような素晴らしい施設が同じ町内に建ったということが嬉しい．特にここのデイサービスのモットーである"ココロが動けば，カラダも動く！"が素晴らしいじゃないですか！」

　フロアのテーブルで意気投合し語り合った記憶が残っている．

　「誰かが今度，通所したい」という内容の話ではなく，「施設へのエール」といった話だった．

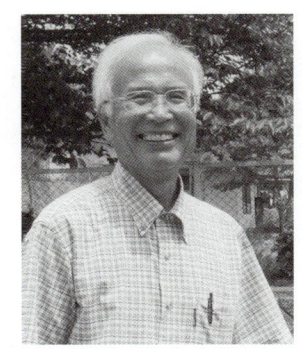

笑顔の素敵な藤野さん

2　男の料理教室

　数カ月して，藤野さんがデイサービスに来られた．

　「今度，デイサービスの向かいにある公民館で"男の料理教室"があるんですよ．そのときに葉山さんの講演というか，30分くらいでお話をお願いできませんか？　例の作業療法をかみくだいて"趣味と健康"についてとか．今回のメイン料理はカツオのたたきです．もちろん，その後の料理，食事会と酒盛りもご一緒にどうですか」

　「ありがとうございます．私は話はできますが，右手が悪いので足手まといになりませんか？　ご迷惑ではないでしょうか？」

　「料理はできる範囲でまったく問題ないし，講演も飲むことも大事な仕事ですから！」

　涙が出そうになった．

　嬉しかった．

　デイサービスという「福祉業者」が地域に溶け込むことは，実はそう簡単ではない．

　区費を納めたり，区長や民生委員への挨拶程度では，決して「城西ヶ丘の一員」にはなれていなかった．もちろん，皆さんによくしてもらってはいるが，なんとなく，距離を感じていた．形式〇，実質△である．その状況下で，"男の料理教室"へのお誘いであり，おまけに①健康に関するミニ講演と②酒盛り，がつくのである．

　当日集まった男衆は約20名．

　とてもありがたい日であった．いろんな方と，カツオ，介護，リハビリ，経営，この町……といろいろな話題で盛り上がった．

　"デイサービスをこの地に建ててよかったなぁ"と酔っぱらいながら思った．

3　夏祭りで焼きそば屋台を

　そして，その"男の料理教室"から数カ月後．
　また藤野さんが現れた．
藤野さん「葉山さん，今度，公民館の横のグランドで夏祭りがあるけど，そこでデイサービスけやき通りとして"焼きそば屋台"を出してくれませんか？」
葉山「ありがとうございます．祭りの焼きそばって，プロパンガスをもってきて，熱い鉄板の上でヘラを使ってハチマキしめてつくるあれですか？」
藤野さん「そうそう，200食くらいどうですか？」
葉山「えっ！　しかし，うちには今，男性スタッフが私だけなんですが……」
藤野さん「そう思って，地域のイキのいい男性チーム"おやじの会"の人たちに声をかけてOKもらってますよ！　ボランティアでイキのいい男衆が4，5人集まりますよ．けやき通りをサポートしますよ！」
　そこまで段取りが組まれていた．藤野さんの力で．さらに．
　前述の"男の料理教室"と"おやじの会"には共通する人物もいる．
　……？
　やっと，私は気がついた．
　藤野さんの気高いやさしさに．
　このデイサービスけやき通りを地域で育てようとして"男の料理教室"から"焼きそば屋台"への流れを，いや「過程」を創ってくださったのだ．"この方は私の親戚だったのかなぁ"と勘違いするほどのやさしさである．
　かくして祭りの日．
　午前中に買い出し，午後からデイサービスの中でキャベツを切ったり下ごしらえ．"おやじの会"の方も地域の女性ボランティアの方も．
　そして，デイサービスの利用者の方，数名が「あたしにできることない

かね？　手伝うよ」と，自発的に動き出したのである．

　作業療法士のような"あしながおじさん"である藤野さんの仕掛けた作業療法であった．

4　社会参加

　一般的に施設の夏祭りというものは「施設の中でお客さんである利用者さんに対して」行うもので，そこに内発的自発性は期待できない．これでは社会参加ではなく，ただの"レクリエーション"である．それでよいというところもあろう．しかし，デイサービスけやき通りはそれでは満足しない．

　デイサービス自身が頑張って，地域に出ていく．その姿を見ていただき，利用者さんも祭りに参加する．そして，余力のある方には，焼きそば屋台の一員となり材料準備を手伝ってもらう．これが社会参加と私は理解している（この流れを理想としていたのだが，自分たちだけではどうしようもなく，この藤野さんに誘導していただいた）．

　絵に描いた餅のような「社会参加」ではなく，環境や必要性から出る「社会参加」．

　社会の一員である藤野さんに，お世話になりながらの社会参加．

　藤野さんに感謝したい．

5　地区の新聞や秋のフェスティバルに

　夏祭りの焼きそば屋台は，2011年（平成23年）に3年目を迎えて，近所の方やケアマネジャーに「夏祭り頑張っていたわね！」，「焼きそば美味しかったよ！」と声をかけられる．

　地域の新聞である"城西ヶ丘だより"にも，葉山が依頼を受け原稿を書き，掲載された．

「夏祭りでココロのリハビリを！」

今では，秋のフェスティバル（文化祭）にもスタッフがコーヒー＆クッキーショップを出し参加している．この秋のフェスティバルという文化祭では，芸術作品を展示する．わがデイサービスからは，例の夏祭り以来，毎年絵画や書，陶芸作品，竹細工を出展させてもらっている．

左片麻痺の方がつくった「メジロかご」，全国３位を受賞した畳半畳ほどもある絵画「シドニーの夜景」，竹竿，利き手交換後の左手を使って書いた写経……．

作品を展示する際には，作者と作品名と経緯，つまり，ストーリーをプレートに書き示す．これは私の役目だ．

ふと，思った．「どの作業にも，どの作品にも，ストーリーがあるからす

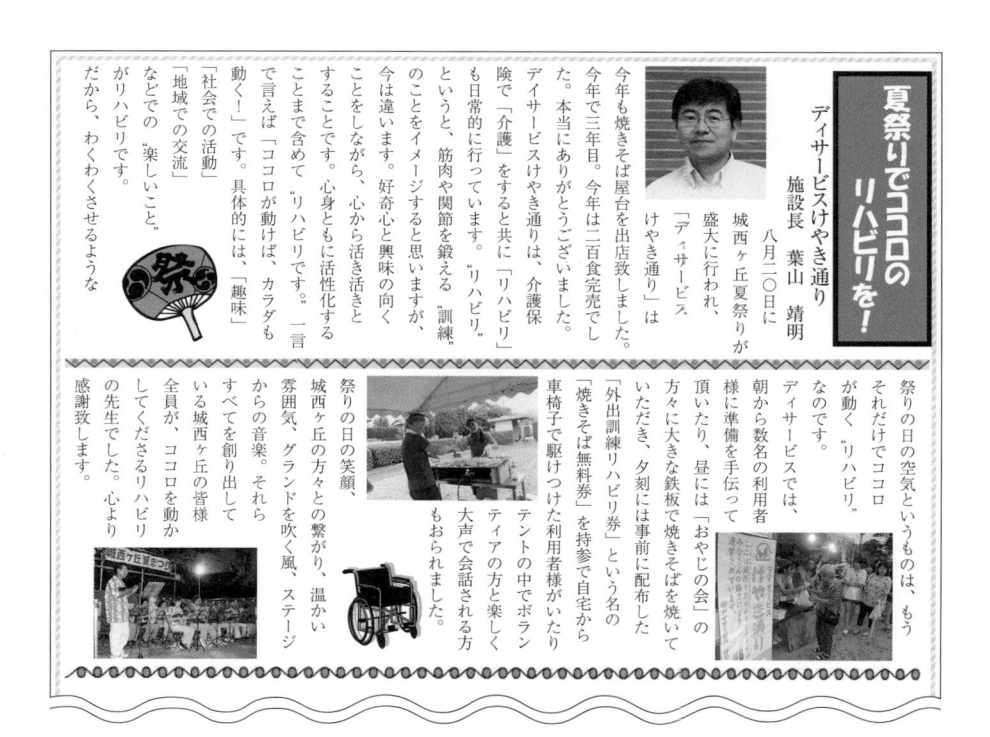

夏祭りでココロのリハビリを！

デイサービスけやき通り
施設長　葉山　靖明

八月二〇日に城西ヶ丘夏祭りが盛大に行われ，「デイサービスけやき通り」は今年も焼きそば屋台を出店致しました．今年は二百食完売でした．本当にありがとうございました．

デイサービスけやき通りは，介護保険で「介護」をすると共に「リハビリ」も日常的に行っています．"リハビリ"というと，筋肉や関節を鍛える"訓練"のことをイメージすると思いますが，今は違います．好奇心と興味の向くことをしながら，心から活き活きとすることです．心身ともに活性化することまで含めて"リハビリ"です．一言で言えば「ココロが動けば，カラダも動く！」です．具体的には，「趣味」「社会での活動」「地域での交流」などでの"楽しいこと"がリハビリです．だから，わくわくさせるような

祭りの日の空気というものは，それだけでココロが動く"リハビリ"なのです．

デイサービスでは，朝から数名の利用者様に準備を手伝って頂いたり，昼には「おやじの会」の方々に大きな鉄板で焼きそばを焼いていただき，夕刻には事前に配布した「外出訓練リハビリ券」という名の「焼きそば無料券」を持参で自宅から車椅子で駆けつけた利用者様がいたりテントの中でボランティアの方と楽しく大声で会話される方もおられました．

祭りの日の笑顔，城西ヶ丘の方々との繋がり，温かい雰囲気，グランドを吹く風，ステージからの音楽．それらすべてを創り出している城西ヶ丘の皆様全員が，ココロを動かしてくださるリハビリの先生でした．心より感謝致します．

地区の新聞，"城西ヶ丘だより（2011 年 9 月号）"に掲載された記事

ごいんだ」と．

　余談だが，この「ストーリー」という言葉は名古屋に住む作業科学研究者から教えてもらって，最近は私の講演でよく使っている．反響が大きい．ほとんどの方が「作業療法の説明で"ストーリー"と聞いたのは初めてです」と言う．さらに「ストーリーという言葉を使うと，作業の意味を説明しやすい」と．

　私自身は，作業療法を表現するうえでこの"ストーリー"という言葉が特別にしっくりくる．

　話を戻す．

　この藤野さんからつながっていった地域との関係は，その後も"観月会"や"デイサービスけやき通りへのボランティアの増加"等，広がってきている．

　今や，形式○，実質◎となった．

6　藤野さん

　本章の話の主役である藤野さんについて書きたい．

　デイサービスけやき通りの向かいに市民農園があり，そこでいつも，鍬をふるって畑を耕し，野菜を収穫するとデイサービスにもってきてくださる．麦わら帽子にタオルがとてもよく似合っていて，健康的な笑顔をもっていらっしゃる．と思えば，ときには蝶ネクタイにタキシード姿で福岡県宗像市で最も大きなホールのステージに立ち，男性合唱団の一員になっていたりする．それに加えて，地域で人が交流する"過程"を大切にして，"達成感"をプレゼントできるように駆け回っている．もちろん，どの企画にも体をはって参加し，"つながり"を創る．

　「この方は作業療法士？」と何度も錯覚したくらい，「過程」と「人の心」と「人のつながり」を大切にされる．

　この藤野さんが住んでいる城西ヶ丘地域に，デイサービスけやき通りが

ある．

　そして，絵てがみ講座のインストラクターもできる藤野さんに，私たちはまたもや甘えてしまって，講座を担当してもらっている．

　利用者さんの絵てがみができあがると，大きなボードに貼り付け，「素晴らしいですね！」とほめる．細かく長所を探してほめる．

　すると，利用者さんはみんな豊かな笑顔となる．

　作業療法士でなくても，藤野さんに指導を受けた利用者さんの笑顔を見ていると，作業によって人の健康はつくられているのだと実感する．

　結局，人が「生きる」ということと，人の「心」とを芯におき，考えて行動すると似てくるのだろう．

7　地球の未来

　本章の話は「作業療法＝素晴らしい」という結論ではない．

　「生きる」と「心」を中心に据えて人を支えることはとても素晴らしく，それを実行している方が藤野さんであり，それを実行する専門職が作業療法士であるのではないかと説きたい．

　病人が病院ではなく，地域に出るということ．

　社会には多くの方が生きておられ，出会いがある．そして人は「生活」に戻る．

　もし「作業療法」という治療法が人格を有していればどうだろう．

　「作業療法」自身も地域に出ることでフィールドを変え，今後の発展に向けて大きく経験を積むことができるだろう．

　もしかすると，それが「進化」なのかもしれない．

　地域で作業療法を．

　残っている私の半生を懸けて，その無限の可能性を追い求めたい．

　藤野さんに深く感謝の念を抱きながら．

12 漬物リハビリから考察したこと

1 はじめに

2011年(平成23年)の秋は講演依頼がひときわ多く,ひと月で西は熊本県から東は群馬県まで5県で作業療法を語った.ご存じのように私自身は「片麻痺」であるが,講演するという「作業」においてはまったくもって「麻痺」しておらず,むしろ,病前の私より活動量,特に社会的意義のある活動量は増加している.われながら,おもしろい人生だと感じる.

県立広島大学の近藤　敏教授が教えてくれた.

「身体機能をみるな,作業をみよ！」

私の座右の銘である.

本章ではその講演の中で反応がよい「漬物リハビリ」について書きたい.また,今回は特定のAさん,Bさんではなく,よくある風景として書きたい.言い換えればそれだけ,数多く遂行されてきた作業療法ということである.

2 漬物づくりという作業

「作業歴」という言葉は,医学用語であり,もともと経済や教育の分野で働いてきた私はその言葉を知らなかった.しかし当然ながら今は,高齢者の作業歴を把握して,デイサービスけやき通りで作業療法を行っている.「漬物づくり」は,高齢者である女性の作業歴の中には当たり前すぎて情報として挙がってこないほど,常識的な作業であると私は思う.

しかし，この「漬物」．
あなどれないのである．

まず，美味い．次に，季節を感じることができる．さらに，子を育てる母親の"おふくろの味"のように，つくる人の愛情が染み込んでいる．冬場の白菜の浅漬け，夏場のナスの床漬け．個人的な思い出であるがぬか床を毎晩，おふくろが混ぜていた記憶は確実に残っている．むろん，おふくろの記憶にも必ず残っているだろう．余談だが私は漬物が大好物である．

この日本という国で昭和の時代も平成の時代も，台所で家族のためにつくるものが漬物であり，日本人にとって漬物づくりは大きな「意味のある作業」であろう．

3 漬物づくりの「予定」

デイサービス開設後半年ほどして，森OTが「ビニール袋でできる漬物」という，写真が多く載った小さな本を買ってきた．それからは，デイサービスのテーブルの上にさりげなくおかれることが多かったが，特定の方に無理に「漬物を一緒につくってみましょうか？」という勧誘はしなかった（当然ではあるが……）．

誰からともなく，その本を手に取る利用者さんがいるとスタッフが話しかけ，次週の漬物づくりが自然に決定する．作業リハビリ計画書を森OTが用意し，料理名，材料購入手段，つくった漬物を誰にあげるか，といったことを打ち合わせる．むろん笑顔だ．そして，計画が完成．

1週間後に，遂行し，完成し，達成感を味わうのは，ほぼ間違いないのだが，ここでは「1週間の待ち時間」について書きたい．

読者の皆さんは，「1週間の間に予定がまったくない」といった経験があるだろうか？

私にはある．

退院後，身体障害者手帳が交付され，その後に会社を辞めたときである．

「予定」は,「今,生きている自分」と「未来に生きている自分」をつなぎ,「生きる」を自己認識できるものだ.言い換えれば「現在と未来の距離を測る巻尺」のようなものである.それがなくなったとき,たとえ心臓が動いていても,自分が生きている,もしくは将来生きているということを実感できないのではないだろうか.少なくとも,当時の私の場合はそうであった.

では,漬物の「計画」はどうであろうか.

計画後の24時間×7日間はその予定とともに暮らせる.これは,とても幸せなことであり,この経過する時間そのものが,「リハビリテーション」になるのではないだろうか.「時間的環境因子」と書けばどうも違和感がある……。

たとえば,彼女(または彼)と初めてのデートの約束をした.1週間後のデート.それから経過する1週間はどんな状態かを考えてみてほしい.

逆に,恋人も友人も予定もなく経過する1週間があったとするならどうであろうか.

繰り返すが,「予定」というものは,「生きている」を自己認識できるものなのである.

4 漬ける・食べる・振る舞う作業

漬物づくりの予定がある.
そして,1週間が経過し,デイサービスにご本人が来る.
なんと,ご自分のエプロンを持参している.
朝から,いつもと様子や表情が違う.
午後1時から漬物づくりをはじめる.
普段は動かない手や足が,不思議に動く.普段はおぼろげな記憶もしっかりしている.
できあがる.

3時から試食．

みんなに振る舞う．皆さんがつまようじでいただく．

むろん，美味い．

誰かが言う．「白ごはん，ちょうだい〜！」．

ご本人はこぼれそうな笑顔である．

「Meaningful occupation」とはよく言ったものである．

「作業」が人の健康を，そして，「幸福」を創るのである．たとえ病があっても．

5 つながる作業

森 OT は，ご本人が帰るときに希望者には漬物のレシピを渡す．
「デイにいないときの，自宅での過ごし方が大事なんだと思います」
いつか，私にこう教えてくれた．車いすの方でも，自宅で漬物をつくるようになる．ときには訪問介護のヘルパーさんに材料調達を指示して．そして，ヘルパーさんと一緒につくって，できあがったら，家族やヘルパーさんや，なんとケアマネジャーにプレゼントする．たとえ，片麻痺で車いす生活であっても．

作業．

作業の達成感も自己効力感もとてもすごくて，いつも驚かされる．しかし，この漬物づくりを体育館の真ん中で，たった一人で遂行し，一人で食べたら，達成感・自己効力感はどうであろうか．味気ない，いや自己無力感？ に襲われるかもしれない．

作業には人とつながるという大きな効果があり，それがなければとても意味の小さなものになってしまうのではないだろうか．

もう少し自論を書いてよいのならこう書く．

リハビリの目的には，機能回復も，達成感も，自己効力感もあるだろうが，その先には「人とつながること」が大きな目的としてあるのではない

だろうか．

　体育館の真ん中で一人で料理はむなしい．では人が必要だったら満員電車の中では？

　悲しいかな人がいても，つながっていなければ，いないのと同じようにむなしいのである．

　では，人がつながるためには？

　その答えが「作業」ではないだろうか．

　漬物によって本人が家族と，ヘルパーと，ケアマネジャーとつながるのである．

6　3種類の行動

　介護を受けていると，「ありがたい」と感じるとともに，「自分はもう一人では何もできない……」と自己嫌悪や無力感を感じることが多い．

　人の行動は3種類かもしれない．

①人にしてもらうこと
②自分でしているが仕方がなくしていること
③自分が本当にやりたくてやっていること

　介護を受けている人間は①が多い．「介護」という言葉の意味からして①だと思う．

　そうすると，いつも「人にしてもらう」ので，「ありがとね……」，「ごめんね……」，「すまんね……」ばかり口から発している．

　「介護保険」は「自立」を目的としているのだが，「介護」すればするほど，本人にとっては「①人にしてもらうこと」が増え，自立度合が下がる．「自明の理」とまでは言わないが，当然なのである．

　そこで，③である「漬物づくり」．

　自発性を有し，本人の作業歴からも意味が大きく，その人らしさを出せる作業であり，そして，人とつながることができる，漬物をつくる作業．

お世話になっている方へ，つくってプレゼントできる作業．「③自分が本当にやりたくてやっていること」である．

7 Given or Give?　Buying or Making?

たとえばである．

私，葉山が京都に行って高級な1万円のカブの京漬けを買い，デイサービスけやき通りで白菜の漬物を漬けた利用者さんにプレゼントしたとしよう．どちらが嬉しいであろうか？

（A）原価100円の，デイサービスで自分でつくった白菜の漬物が手元にあり，みんなに配る．

（B）原価1万円の，高級なカブの京漬けを施設長からもらって，手元にある．

講演では，聴講者に挙手を願うのだが，もちろん全員が（A）に手を挙げる．

モノの価値は「金額」で表現する．客観的で公正である．

しかし，人が生きる価値や生きる意味は「金額」では表現できない．

昔，会計学で教壇に立っていた私が言っているのだから信用してほしい．

作業に焦点をあてて人の「生きる」をみてみると，よくわかるのである．

介護される人の本音としては，受動的なgivenよりは内発的なgiveがしたいのではないだろうか．

Buyingよりもmaking．つまり自分の手でつくったものを人に渡したいのではないだろうか．

漬物づくりというとても人気のある作業を介してみても，作業療法の本質は人間としての本質にとても近いような気がする．

やはり，人間が「生きる」ということそのものを支える療法であるから，人間が生きるという本質に寄り添ったものになるのは当然であろう．

8 それから

最近，森OTに漠然と尋ねた．

葉山「なんで漬物なの？」

森OT「塩を使うから衛生的だし，火を使わないから火傷しなくて安全ですから」

作業を多面的に捉えているのだなぁと，とても感心させられた．

人生の中の作業歴に照らし合わせて作業を探し，同時に調理という作業のリスクも頭に入れている．この遠近両用な頭脳はどうやって回転しているのだろうか？

これが作業療法士という専門職？

恐るべき専門職種である．

作業療法士の視点から

●**主体的に取り組むことの大切さ**

　「漬物づくり」を取り入れようと思ったのは，イベントでのチラシ寿司づくりや豚汁づくり，カレーづくり等，調理活動での利用者さんの様子を見てからでした．包丁で野菜を切るとなると，特に女性は目の色が変わり，いつものゆったりとした雰囲気も消えていたのです．家でにさまざまな理由でなかなかできない作業を，昔の顔を取り戻したような表情で行っていました．この作業の様子をどうにかしてご家族に伝えたいと思いました．

　そこで，さりげなく漬物づくりの本をテーブルにおき，その本を手に取りページをめくっていく利用者さんに話しかけました．興味をもっている方をみつけると，漬物づくりを提案し，計画を立てていきました．計画してから時間を空けるのは，材料の準備の都合もありますが，実施予定日までの期間も利用者さんに意欲的に過ごしてもらいたいという気持ちがあったからです．計画から実施日までの間は，ご本人用につくる漬物のレシピを用意したり，ほかのスタッフに漬物づくりをすることを強調して話しかけてもらったり，実施日が近づいたら連絡帳に記入したりと，気持ちが途切れないように介入しました．

　このような関わりを続けていると，これまでの数回は受け身的な参加であった利用者さんが，あるとき，ご自分のエプロンを持参されたのです．この"エプロンの用意"という行動は，いろいろな背景を想像させる行動でした．誰がエプロンを準備したのか？　いつ？　ご家族にどう話をしたのか？　どういう気持ちで用意したのだろう？　等，この方の主体的な参加への嬉しさと同時に，私が聞いてみたいことがたくさん頭に浮かびました．

　実際の漬物づくりの作業の様子をご家族に伝えたいと思っていましたが，作業を行う前の準備段階から，いつもと違うご本人のいきいきとした姿を，ご家族にはすでに見ていただけたのではないかと思います．　　　（森　由江）

13 生きることについての，ある教職者からの教え

1 上品な紳士

　この方がわがデイサービスけやき通りにやってこられたのは，2011年（平成23年）の春のことだった．

　1995年（平成7年）に脳卒中を発症し，現在，右片麻痺の後遺症はあるが，スラリと引き締まった体にセンスのよい服装，そして甘くハンサムなマスクが印象的な方だった．スラックスにラムウールのセーターがとてもよく似合う上品な紳士．78歳とは思えない若々しさをもっていらっしゃる方である．

　担当者会議で自宅を訪れた私は，この方の趣味の多さに驚いた．ところ狭しと壁や棚に並べられた絵画，陶芸の作品の数々．

　そのほとんどが発症後の作品であるというから，さらに驚いた．

2 リハビリ歴

　ご本人の許可をいただいて，この方の「私のリハビリ歴」を紹介する．

1995年（平成7年）	3月	自宅にて発症
	4月	クレヨンとサインペンとノートで字と絵の練習をはじめる 退院
	○月	①自宅で声出し訓練，②スケッチブックに花の写生，③自宅の周囲で歩行練習
1996年（平成8年）	○月	福岡県宗像市の水泳教室に通いはじめる
1997年（平成9年）	○月	窯陶芸教室に入学
2001年（平成13年）	○月	水泳教室初級クラスに入る

2002年（平成14年）	○月	クロールで25m泳げた
	○月	福岡市の歴史大学に行っていたが大学自体が中止
2004年（平成16年）	○月	クロールで50m泳げた　＊ここで発症後10年である
	○月	パソコンを買い，練習をはじめる
2005年（平成17年）	○月	写経をはじめる（NHKテレビを観て）
2006年（平成18年）	○月	ぬり絵をはじめる（名画，仏教美術等）
	○月	『奥の細道』等で「えんぴつの書き方」をはじめる
2007年（平成19年）	○月	肺に水が溜まり入院，手術，退院
2011年（平成23年）	○月	デイサービスけやき通りに通いはじめる

さらに，読書，旅行等々.

当然，すべて右片麻痺の体での，利き手交換後の「リハビリ」の「個人史」である．驚くべきことに，作業療法士がついていたわけではない．これらのリハビリはいわば"独学"である．

「私のリハビリ歴」という題目も上記内容も，ご本人からいただいた資料をもとに書いた．今，こうやって私がパソコンで打ってみると，この方のすごさに圧倒される（読者の皆さんもご自分のパソコンで上記年表を打ってみると，すごさがいっそう実感できると思うが……）．

私が担当者会議でご自宅を訪れ，飾られた作品の多さに驚いたのも無理はないはずである……．

余談だが，2006年（平成18年）に発症した葉山も，水泳教室や陶芸教室の見学，体験入学に行っており，この方と話してはいないが会っている．この方の日記にはその記録が残っているらしい．

3　左手での写経

この方の作品には特徴がある．

それは誰かが「これは利き手交換した左手のみでつくった」と言わなければ，それが左手でかかれたり，つくられたりしたことが，わからないほど，精巧につくられた芸術作品であるということである．写真でも少しは伝わると思うが，読者の皆さんには，ぜひデイサービスけやき通りに来て，

確かめてほしい．とにかく素晴らしい．

通所は週2回．

ご自分で1日の予定を決め，集中して作業を行う．昼からは筆と硯を準備し，小筆で写経をはじめる．私も利き手交換しているが，筆記用具は「ボールペン」や「えんぴつ」であって，「小筆」では無理である．80 cmの横長の紙を文鎮で固定し，左手の下にタオルをおき，静かに写経をはじめる．書に集中される．3日間で作品ができあがる．次から次へとできあがる．本当にみごとである．

あまりにも素晴らしいので，デイサービス内に飾らせてもらうことにした．葉山と他の利用者さんとでデイサービスにある額縁をタオルできれいに磨いて，書のバックに敷く布（ハンカチ）にアイロンをかけ，1日かけてその「額縁入りの写経」がみんなの力で完成した．そして飾った．

わがデイサービスを訪れた作業療法士，理学療法士，ケアマネジャーには，私は必ずこの「左手で書かれた写経」の前に立ち，説明する．ほぼ全員の反応が同じである．皆さん，"言葉が出ない"のである．本当に皆，黙りこくるのである．先日はあるケアマネジャーが涙をこらえきれず，ハンカチを出し，泣きはじめた．「人間ってすごいです」，「多くの片麻痺の方が，この方のようになれたらどんなにいいことでしょう……」と．

4 「可能性を創る人」と「可能性を否定する人」

①発症 → ②リハビリ → ③自立した生活（independent life）．

②から③に向かう途中には，この男性のように多くの「意味のある作業（meaningful occupation）」が存在し，そのポイントである「意味のある作業」を積極的にご自分で探されても③への道は開けるのだと感じる．もちろん，病気の状況や作業のレベル，時期等によっていろいろなサポートが必要であるが，ここでは①②③のアウトフレームで考えてほしい．「意味のある作業」を積極的にご自分で探されても③への道は開けるのだ．

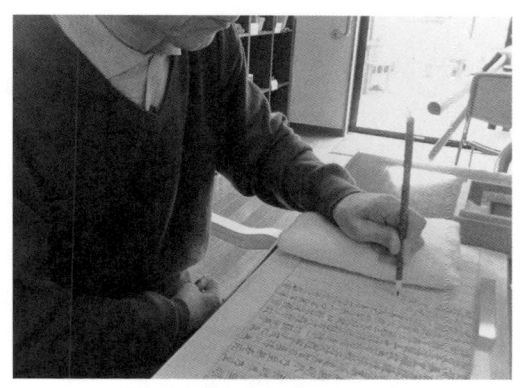

13　生きることについての，ある教職者からの教え

利き手交換した左手による写経

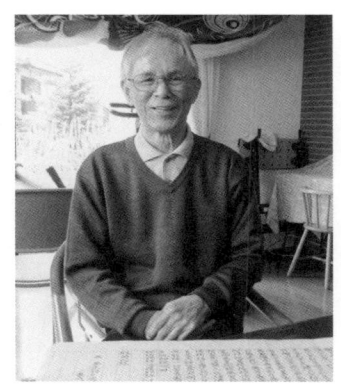

甘いマスクの今回の主人公

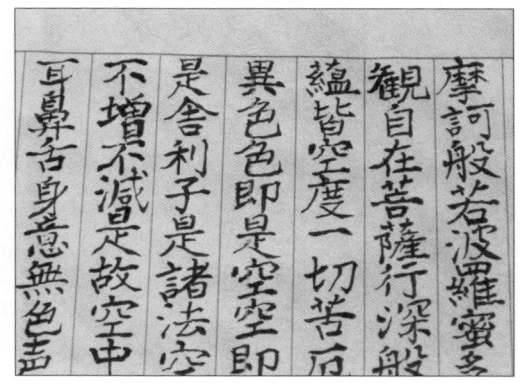

利き手交換後の作品とは，言われなければわかりません

「独立した精神に独立した体が宿る」
　②から③への過程において，「独立した精神」の必要性を作業療法士が感じてほしい．この方は元来もつ「独立した精神」を，数々の作業（occupation）を自ら課し試練とすることで，自らの精神と体を鍛え創っていったのだと思う．ここでは，リハビリの核となる「精神（spirit）」を創ることの重要性を考えてほしい．

もしかしたらこう言うOTさんもいるだろう．

「Spirit創り？　そんな抽象的で難しいことを……」

「ドクターからそんな処方は出てないし……」

たしかにそうである．否定はしない．

しかし，この世には「可能性を創る人」と「可能性を否定する人」の2種類の人が存在し，皆さんには前者になってはいかがかと私は言っている．

私がこの5年間に会った素晴らしい国内外の作業療法士の先生方は，本章の主役の方と同じように，間違いなく「可能性を創る人」であり，それを後世の人間に伝えようとして力を尽くされているのである．関東でも，九州においても．

作業の可能化（enabling occupation）という私の好きな言葉がある．「可能性を否定する人」には当然，無理なことである．

さらにいえば，素晴らしい作業療法士の先生方と本章の主役の方はある種の「覚悟」のようなものをもち合わせており，その「覚悟」が人の心と体を動かし，種である「可能性」と，花である「可能化」を創るのであろう．

5　Now & Here

少し角度を変えて書くことにする．

この方がやってこられたことが，もし独自性の高い作業療法であり，「意味のある作業」だとしても，それは理論であり，いわば「説明」である．

人は，そして機能を失った体をもった人間は，「今」をどうやって生きるかを，己の思考を中心に据えてその答えを見いだす．Now & hereなのである（障害者教育というものは，まだ日本ではあまり形をみないように私には思える）．

本章の主人公の方は自らの力で「人生を今まで以上に生きるための精神の蘇生」をやってこられたのである．この方には鋼(はがね)のような芯があり，柔

らかいルックスで包まれているようだ．

　生きることについて，誇り高き紳士の品格を有しながら，何かに喰らいつくような貪欲な決意と覚悟をもち，高い役職者のみがもてる正確な判断力と，教職者のみが有する後世の人に対するやさしさ．

　このような"気"が幾重にも束になった鋼の芯．

　そして力強く，常に「今」を生きてこられた．

　「私のリハビリ歴」の全体ではなく，1行1行の中の「瞬間」に蘇生があるのである．

6　教え子に

　いろいろと書いてきたこの稿は終わりに近づいてきた．最後に最も伝えたいことを書くことにする．

　職業はその方の人格を形成する．

　その方の人格があるから，その職業に就いているともいえる．

　この方の職業は小学校の校長先生であった．

　人に学問や生き方を教える学校の長である．

　17年前の発症した日が，この方の現職として最後の卒業式2日前だったそうである．

　私は，この方の教職者としての最後の卒業式はまだだと思う．

　なぜなら，この方は，今もこうして多くの人に大切なことを教えてくださっているのだから．

　この方はきっと生涯，現役の校長先生なのだろう．

14 私の時期別作業療法観

1 はじめに

　デイサービスけやき通りには，多くの作業療法士が遊びに来る．私はけやき通りの作業療法について説明をしたり，議論したり，それに従ってアドバイスをいただいたりする．講演においてもいろいろなOTさんから多方面にわたって質問を受け，返答し，ご教授願うことが多い．

　それらを総合して考え直してみると，私の思考を時期別に分けることができるようだ．

　今回は，作業療法を「時期別」という観点で捉え，「私の時期別作業療法観」を書いてみたい．

2 急性期

　熊本県のある若いOTさんの話が最も的を射ているので紹介したい．

　2011年（平成23年）11月のある金曜日に私の講演が熊本市であり，急性期病棟に勤務するそのOTさんと語らい，情報を交換した．急性期の作業療法について質問されたとき，私は「急性期には家族アプローチも有効なのではないかなぁ……？」と歯切れのわるい返答でお茶を濁したのを記憶している．実際に私自身が急性期病棟に入院した10日間のことはあまり覚えていないから，何も言えないのである．

　金曜日の講演の後，週末を挟んで月曜日にそのOTさんからメールが届いた．

「私の病院の電子カルテに新規に枠を追加しました．それは"生活・作業歴"という枠です．そこには"孫のために料理をつくるのが好きだった"とか，"戦争のとき軍事工場で働いていた"とか，"風呂上がりに牛乳を飲むのが日課だった"とかを書きます．間違っても"職業：花屋"とか，ありきたりのことは書きません．そして，作業療法士が毎日そこに作業歴を書き込むのですが，そのカルテのその枠は作業療法士のみならず，ドクターもナースも毎日，見ます（目に入ります）．そして，回復期病棟に転棟するときに回復期病棟の作業療法士に，その"生活・作業歴"情報を渡します」

急性期でこの「生活・作業歴」欄に記された「作業の種」をカルテ上に宿しておけば，回復期，維持期（生活期），地域と進むに従って花となり，実となり，大きな大きな人生の収穫となるであろう．間違いなく．季節が冬を乗り越え，春，夏，そして秋となり，大きな収穫があるように．

私自身は急性期，回復期，維持期（生活期），地域と居場所が変わったときに，何度も何度も同じことを聞かれた．しかも聞かれる内容は，私が最も誇りにしていることや「意味のある作業」ではなく，決まりきったADL（activity of daily living：日常生活動作）についてであったりした．何度も腹が立った，と同時に「こりゃ，メンタルケアなんて夢のまた夢だな……」としょげ返ったことを覚えている．

それで，今回の「生活・作業歴」欄．
作業の種が人生の再出発に大きく関わる．
作業に焦点をあてた作業療法．とても頼もしい．
今，私は急性期についての質問には上記内容を返答している．
肥後の若く勇壮なOTさんにお礼を言いたい．

3 回復期

「私は脳卒中回復期病棟で作業療法士をやっているんですが，機能訓練

ばかりに対象者の意識が向かって，作業療法には意識やニーズがなかなか向かないんです……」という相談をよく受ける．

　私は，回復期だからこそ作業療法が必要なんだと思う．

　絶対に．

　作業の可能化（enabling occupation）は，当事者に達成感と自己効力感を感じさせ，「あれ？　左手でもこんなに作業ができる！？」ということを，言語ではなく非言語で伝える．いや，当事者が自然に気づき，感じ，そして納得するための基礎をつくる．

　これは，「障害の受容」や「価値観の転換」の基礎として，なくてはならないのである．

　ある静岡県の OT さんがこう言っていた．

　「入院患者が"窓の外の景色が見たい"と言ったので，病院の中で最も景色のよい窓を探して車いすで連れていった．それって enabling occupation ですよね」

　もちろん，そうである．

　大げさな作業ではなくても，本人のニーズがそこにあれば，たとえ日常的な作業でも，地味な作業でも，可能化することで思考や感受性や気づきが一歩前進するのである．

　一歩前進である．

　私が味わった，OT ルームでのパスタづくりも同様である．

　そうやって回復期に一つひとつの作業の可能化（enabling occupation）の感覚から，新しい自分を創っていくのであろう．

　逆に回復期にその感覚を味わうことなく，機能訓練にのみ固執していた方は，回復期が終わるころからはじまる「障害受容期の暗く長いトンネル」から，出られなくなっていくかもしれない．

　長いスパンで包括的に考えれば考えるほど，「回復期だからこそ作業療法」なのである．

4　維持期（生活期）

作業療法を行うためには，制度的な規定，つまり診療報酬等の法律の範囲内で行う必要がある．悲しいかな現在の病院の中では作業療法は難しい環境にあるようで，私が入院中，素人からみても「やりづらそう」であった．だから，私は作業療法をやるための環境として「地域での維持期（生活期）対象者」に的を絞って，通所介護である「デイサービス」を開設した．結果として多くの作業療法ができ，窮屈な環境ではなかった．

わがデイサービスけやき通りにおいては，作業療法士は「作業療法をやる」のである．

そのためにデイサービスをつくったのだから当たり前だ．

この維持期（生活期）は身体機能的には，「維持する時期」であるから大きな回復は望めない．しかし，回復が望めない時期であるからこそ，作業療法が必要なのである．なぜなら，回復できない身体を有していても「生きる望みをつかむことを教育してくれる」のが作業療法だからである．障害の受容や価値観の転換を少しでも早く成し遂げるべく，この時期の初期に作業療法に出合わなければ，その後の生き方がとてもネガティブなものとなるようだ．

とにもかくにも，地域での維持期（生活期）では，作業療法が存分に行える．

デイサービスけやき通りの利用者さんの笑顔が多くを物語っているのではないだろうか．

5　そして，自立期

リハビリや介護保険の主たる目的は，自立（independence）である．

だから，"維持"は最終目的ではないし，"維持期（生活期）"はさらに目的でもなんでもない．

しかし，それ以外の呼び名はない．
腑に落ちない．
だから，ここでは「自立期」という医学にない造語を使いたい．
ニュージーランドのリハビリについて，話を聞いたことがある．理学療法士か作業療法士かにかかわらず，とにかくリハビリは自立を促すものらしく，制度的なバックアップも整っており，地域で生活面の自立をサポートするのが作業療法士だそうだ（ちなみに向こうの作業療法士はいつも「You can!!」というフレーズを発するそうである．嬉しいことである）．
国民性の違い，制度の違い等があるのは，百も承知だ．しかし，数多くの違いはあれど，患者が求める作業療法士の理想像は同じなのである．「でも，日本ではニーズが違うし……．日本ではリハビリは"してもらうもの"という意識が強いんです……」という声がどこからか聞こえてきそうである．だから，説明を補足する．
私は主観的ニーズではなく「客観的ニーズ」のことを言っているのである．
たとえていうならば，子どもが毎日「アイスクリームが食べたい！」とニーズを発したら，「ニーズがあるから……」と毎日，アイスクリームを与え続けるだろうか？
主観的ニーズではなく「客観的ニーズ」が大切なのである．
その先にあるのが，「自立期」であろう．
作業療法士はやさしく，そして強く，ときには厳しくあってほしいのである．
身体機能的には治らない体であっても，作業療法は，いや，可能化された「作業」は多くの喜びと新しい価値観と，そして新しい人生を再構築するために大きな働きをする．
そして作業療法士は対象者の新しい人生を作業療法で創っていくのである．
それができたら「自立期」へ突入である．

繰り返すが,「作業療法士はやさしく,そして強く,ときには厳しくあってほしい」のである.

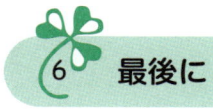

6 最後に

結局,時期別作業療法は「病気の中のそれぞれの時期」ではなく「人生の中のそれぞれの時期」が本当なのかもしれない.

私の好きな作業療法では,そういった視点でいてほしいし,それが多くの患者の願いであるだろう.

15 ご近所さんが伝える煎茶文化・音楽文化・南米文化

1 ご近所さん

　2011年（平成23年）師走のある火曜日．暖かい日差しが心地よい．私は自宅の机で，ブルー・アイド・ソウルの音楽を聴きながら，原稿を書いている．

　窓の外には，向かいの家の野趣に富む庭があり，茶室もある．その風景を眺めながら原稿を書くと，とても気分がよい．

　九州では築庭をする場合，松や槙などの常緑樹，つまり落葉樹でない樹木を使うことが多い．しかし，本当に季節感を味わおうとすれば，やはり落葉樹である．楓（かえで）や欅（けやき）などである．初夏には若葉の新緑が眩しく，真夏には茂った葉が木陰をつくり，秋には紅葉が優雅に舞い，そして冬には葉の落ちてしまった枝と枝の間から薄曇りの空を眺められる．このような庭のもち主は感性が豊かな方である．

　作家の司馬遼太郎氏の自宅も同様に落葉樹ばかりである．

　さて，わが家の向かいの家の家主は，木藤さんである．お茶の先生であり，旅人でもある．

　火曜日はお茶のおけいこの日．向かいの家を眺めていたら，木藤さんが茶室の窓を開けて「ご一緒にどうですか？」と．

　この日のお茶会には，木藤さん，木藤さんの長女である加納さん，アルゼンチン生まれのエレナさんの娘さんであるアキさん，そして広渡さんがおられた．皆さん福岡県宗像市日の里地区の方である．やさしく普通に私を迎えてくださった．

しばらく，痙性が緩くなるような時を楽しんだ．

2　卒寿

　ちなみにこの木藤さんは，『作業療法ジャーナル』2008年（平成20年）11月号の「リカバリーショット」に掲載された「旅は最高のリハビリ！――茶道の先生も旅人でした……」という私が書いたエッセイの主人公である．私を奈良まで連れていってくださり，旅という私の「意味のある作業」によって私に作業療法を施してくださったのは，木藤さんと加納さんである．その加納さんの親友がエレナさんである．私の"居場所"が不安定な時期に，寄り添ってくださった方々なのである．

　そして，木藤さんは今もお元気で健在であり，2012年（平成24年）は卒寿のお祝いである．

　木藤さん，加納さん，そしてエレナさん．

　その3名の女性の，2008年から現在までのありがたい話を伝えたい．

　もし，読者に余裕があれば「文化」という見方で読んでいただいても一興かもしれない．

3　デイサービスけやき通り　オープン

　2008年6月．デイサービスけやき通りはオープンした．

　3名の恩人は，すぐにプレゼントを持って訪ねてくださった．チラシとパンフレットをもって帰り，福岡県宗像市内の知人に配ってくださった．

　開設して3カ月経ったころ，イベントカレンダーをつくることになった．3名の恩人に相談した．

　木藤さんはお茶会を，加納さんはピアノコンサートを，エレナさんはアルゼンチン話をとすぐに提案があり，決定させてもらった．ありがたい．しかも，すべてボランティアでと．それから2カ月に1度，来てくださっ

ている.

4 木藤さんのお茶会

　京都の小川流煎茶家元である小川後楽氏の直々の弟子である木藤さんは，師範である．その師範の方がお茶の道具一式を風呂敷に包み，車に積み，ときには着物姿でデイサービスに来てくださる．
　お茶は「飲むに非ず，喫するなり」だそうだ．夏目漱石もそのことを書いているらしい．
　煎茶文化に触れ，その文化を楽しみ，その文化的時間を共有する．
　煎茶のお茶会は元来，和やかであるからか，それとも亭主である木藤さんのお人柄か，柔らかい空気が流れる．静かであるが，固くなく，自然に．まるで，木藤さんのお庭のようにやさしい気分ができあがる．
　利用者の皆さんも徐々に落ち着いてきて，発する声のトーンもだんだんと柔らかくなる．そして不思議な安堵感が広がる．加納さんはいつも同席してくださり，彼女も小川流煎茶をよくご存じなので，母親である木藤さんをいつもサポートしている．
　介護保険適用施設である当デイサービスには，高齢者や障害者が来られるのだが，皆さんほとんどがなんらかのストレスを抱えておられる．そこで，このお茶会の柔らかい空気．
　日本人が慣れ親しんだ煎茶の文化にあらためて触れることで，文化的な"作業（occupation）"の大きな意味を感じることができる．

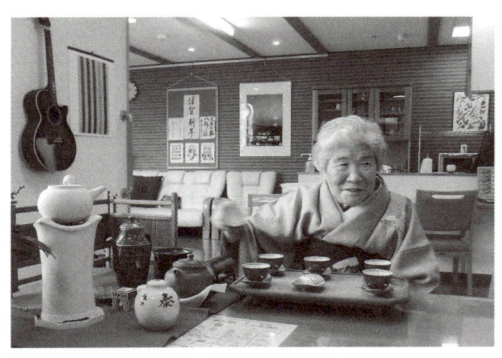

木藤さんのお茶会．静かで柔らかい空気が流れる

5　加納さんのピアノコンサート

わがデイサービスには，ピアノがなかった．

木藤さん，加納さん親子が開設祝いとしてヤマハの電子ピアノを買ってくださった．

そして，そのピアノで加納さんがピアノコンサートをしてくださる．わがデイサービスはとても贅沢である．

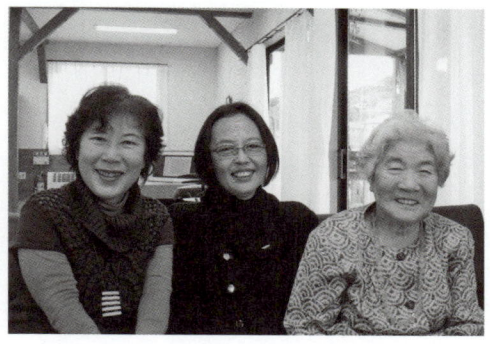

いつも仲良しのご近所さん（左が加納さん）．本章の主人公の方々です

レパートリーの広い加納さんは，昭和の懐メロから，映画音楽，ポップス，フォーク，唱歌，etc.……みんなが歌える曲はなんでも弾いてくださる．そして，ラストは，坂本九さんの「見上げてごらん夜の星を」を星に届くようなキラキラした電子音で．

昭和という文化，敗戦後の日本文化，洋画というフィルムを通して流れる輸入文化の音楽．映画から流れ，ラジオから流れ，耳に染みつくような昭和の音楽．利用者さんは自然に心が動くようだ．

6　エレナさんのアルゼンチン話

エレナさんはアルゼンチン国ブエノスアイレス市出身の女性で，移民である日本人のご両親から日本語を聞く以外は，スペイン語で生活をしていた．私も放浪の旅を楽しんだときに南米には4カ月，アルゼンチンには1カ月滞在し，その都市には2週間ほどいた．ブエノスアイレスは，南米一の大都市であり，大きな都市のみが有する"風格"を備え，古きよきヨーロッパの"気品"があり，移民のつくる"エネルギー"がみなぎっている．

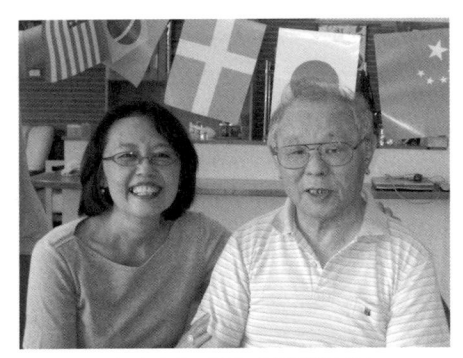

エレナさん（左）と利用者さん

ラプラタ川を上流へと移動すれば，世界一の大瀑布である「イグアスの滝」に辿り着く．

つまり，「大陸」である．

余談だが，私の祖父母も南米（ペルー国）に1935年（昭和10年）まで移民しており，私の父が3歳のときに家族全員で帰国したらしい．葉山家にとって南米とは，今は直接の血縁関係はないが，とてもゆかりのある大陸なのである．

さて，そんなエレナさんは，男前の日本人と結婚し，30歳くらいで日本に来て生活をはじめた．日本語を必死で覚え，今はとても上手に話すようになって，ついにはデイサービスで日本語で「アルゼンチン話」を演説するほどになったのである．

大したものである．

その努力と，そのやさしさと，その明るさと，その強さに私は心より敬服する．

アルゼンチンの冬は何月？ アルゼンチン人は魚を食べるか？ ブエノスアイレスではみんなタンゴを踊っているのか？ 等，利用者さんからの質問に答えながら向こうの生活風景を皆さんに楽しく聞かせる．「移民した日本人は今までどのように苦労して生活し，現在は？」という話に皆さん最も興味があるようだった．

とにかく，底抜けに明るいエレナさんの話を聞いていると，どの利用者さんもだんだんと元気になってくる．本当に．

これは，南米大陸の移民文化のなせる業ではないだろうか，としばしば考えたりもする．

7 ボランティアについて

　お茶会，ピアノコンサート，アルゼンチン話．私は１円たりともお金を払っていない．いや，違う．３人の方のお気持ちにお金を出すのは失礼であると思っている．

　「地域」という言葉は味気ない．「インフォーマルな支援」というのももっと味気ない．礼節を保ちながら「ご近所様」といった感覚でいたい．

　ここは，アジアの日本という国だから．

　ボランティアには，「発表会タイプの演者中心型」があるようだ．本当に申し訳ない表現であるが，私自身も「発表会タイプの演者中心型」のボランティアをした経験がある．

　この３名のボランティアには「やさしい日本の心」が満ちあふれており，演者中心ではなく，利用者さん中心であり，いわばクライエント中心である．そのスタンスがあるから，お茶会，ピアノコンサート，アルゼンチン話の時間が終わったあとは，利用者さん自身がやさしく自然に元気なのである．

　人のやさしさに決して優劣はない．しかし，相手の心に届くか否かで，やさしさに違いを見いだすことはできるだろう．今回の３名の恩人のボランティアは，その心が，相手の心に届き，確実に相手が元気になるのである．

　私の講演で時々，「ボランティアの集め方」を質問される．

　申し訳ないが，「集め方」は私にはわからない．

　ただ，ご近所様とおつき合いをさせていただいて，礼節を保ち，一緒に成長させていただくような心構えがあると，よい方向に向かうのではないだろうかと，答える．

　実際に，施設や施設長自身が社会参加していない状態で，利用者さんに社会参加を促すのは難しいであろう．

8 環境

　作業療法は，本人に無理やり何かをさせるリハビリではないと私は聞いている．本人が必要とする生活のために，本人ができる作業を一緒に探し，できる環境を整えていくと聞いている．つまり，「環境の療法」だとも聞く．

　環境からくる人間の感情や心理状態は，人間の身体機能に大きく影響を及ぼす．ストレス然りである．

　葉山は，いやデイサービスけやき通りは，この3名の方々をはじめ，ご近所さん方に大きく，やさしく，温かい環境をつくっていただいている．だから，デイサービスけやき通りの利用者さんの感情や心理状態はよいのである．

　もし，広義の作業療法士の解釈が存在するのなら，この3名のご近所さん方は立派な作業療法士であろう．

　まず，ハートがある．

　次に，環境によって人間の感情やメンタル状態を良好にする．

　そして，文化的な作業（occupation）である煎茶や音楽や海外の話によって，人の心を動かすアーティストである．

　私の理想とする作業療法士は，今回の3名の方のような作業療法士なのかもしれない．

16 2012・睦月・葉山靖明

1 2012・辰年・睦月

今年も家族5人で年を越した．

もうすぐ，脳卒中を発症して6年が経過する．どうにか，私の「命」はあるようである．

最近は，やや太ったが，まあ健康である．

現在，私自身が中心になって行っていることは，①介護事業，②教育事業である．

この原稿書きも，読者の皆さんにお許しいただけるのであれば，「教育事業」に入れてほしいのだが，いかがであろうか．

最初は，当デイサービスでの作業療法の感動を一人でも多くの方に伝えたいとの思いから，原稿を書きはじめたが，意外に，このように作業療法の感動を言葉や文書にしたものは少なく，さらに"当事者"かつ"介護事業所経営者"がそれを書き綴るということは，まれであるようだった．だから，講演等で原稿の一部を使用すると，(お世辞かもしれないが) 評価は高かった．

では，実際にデイサービスでの作業療法の感動はどうかというと，簡単に表現すれば「時間が許すなら毎週のように原稿が書ける」くらいである．それくらい「感動の療法」なのであろう．実際は，会社の経理，新デイサービス建設，講演，執筆と，時間の使い方が下手な私は"モタモタ"と暮らしているので，次から次へと原稿は書けないが，"作業"に焦点をあてた視点からは，おもしろいように「作業」とそれによる「健康」がみえてくる．

とにかく，本章には，私の現在の meaningful occupation について原稿を書こうと思う．

2 デイサービスけやき通り 古賀

　2012年（平成24年）4月1日，福岡県古賀市に2つめとなるデイサービスを開設する．

　この原稿を書いている今，建築が進んでいる．母体である福岡県宗像市のデイサービスよりも大きく，最大35名の定員を予定している．コンセプトは「作業療法」である．モットーはやはり「ココロが動けば，カラダも動く！」である．

　経営において，ニーズからコンセプトを創るということは当然だと思う．しかし，この「作業療法」という治療法は，潜在的かつ客観的ニーズはあるが，顕在化したニーズになるには少々手間がかかる．「伝え方」を工夫し，需要の掘り起こしを行い，人々を，いや世論を喚起しなければならない．宗像で少々手間取ったが評価を得て，古賀に来た．

　しかし，「事業所の新規立ち上げ」は，どう考えても大変であり，ねじり鉢巻きを締めるような気分のまま4月1日を迎えるのであろう．

　「事業」を行うということは「勝つ」か「負ける」か，二つに一つである．

　今回は事業所単体での勝ち負け（黒字運営，赤字運営）と同時に，「30名規模での個別の作業療法」というハードルをいかに越えるかということについても，「勝負」であり，それが実現できるということを証明してみたい．

　国道3号線から古賀市鹿部（ししぶ）の交差点を海の方向に曲がり，300mという場所に位置する．はやく，読者の皆さんをお招きできるようにしたいと思う．

3　デイサービスけやき通り　宗像

　この『だから，作業療法が大好きです！』に登場された利用者さんは皆さん，お元気である．不思議といっては失礼になると思うが，高齢者にしては本当に皆さんお元気なのである．言い換えれば，「よい作業」をおもちの方は，「健康を保てる」ということの証ではないだろうか．スタッフも，少しの入れ替わりはあるものの，みんな至って元気だ．

　2011年（平成23年）6月に日本作業療法士協会から依頼があり，研究事業のモデルデイサービスとして，「作業療法」の効果等を研究した．その依頼が来ることが涙が出るほど嬉しかった．国へ最も大切な「作業療法」を伝えようとこの世界に入ってきた人間に，国へ何かが伝わる"道"ができたわけだ．ありがたい．

　これは厚生労働省の平成23年度老人保健健康増進等事業における「生活行為向上マネジメント」に関する研究事業であり，いわばmeaningful occupationの介護保険版である〔詳細は日本作業療法士協会のホームページ（URL：http://www.jaot.or.jp/members/rokenjigyo/）をご覧ください〕．

　この研究の結果として，国家の法律制度に「作業に焦点をあてた作業療

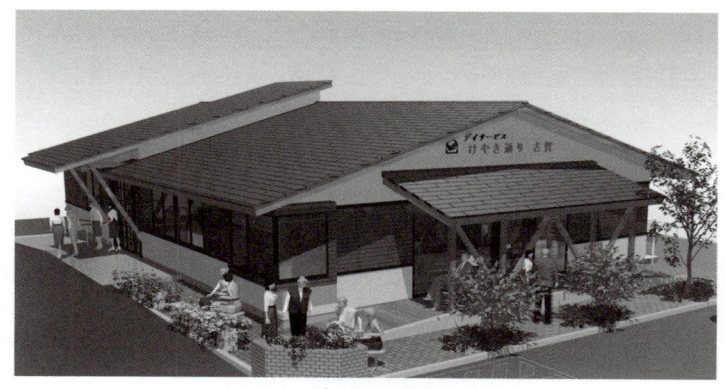

デイサービスけやき通り　古賀

法」が組み込まれ制定されたならば，それは世界で初めてで，悲しいかな，かの有名な COPM でさえ，カナダ国の法律の中には組み込まれていないそうである．

　デイサービスけやき通りでは，作業療法士以外の 8 人の介護職，医療職のスタッフが対象者を各 1 人選択し，そのスタッフが①作業歴聞き取り，②作業選択補助，③作業遂行補助，④対象者の評価，と作業療法士なみの活躍をした．余談だが私は①③の必要性を説き，以下に述べるシート作成を強く要望した．

　大変であった，と同時にとても有意義であった．COPM ベースで以前から「作業リハビリ」を行っていた当デイサービスでは比較的円滑に研究が進んだが，経過とともにいろいろなことが発見できた．

　利用者さんとともにスタッフが変わりはじめたということも大きかった．作業療法は「二人で行う創造行為」であり，まさしく，スタッフ側もピュアな気分になって臨み，何かを創っていったような達成感というか，到達感があったようである．事実，作業が決まり，少しずつ遂行し，作業経過記録シートに本人の表情や言葉が書き込まれるごとに，私自身も胸が躍るような気分を覚えた．

　本書が発刊されるころには「介護保険」の規定の中に「生活行為向上マネジメント」が組み込まれているか否かがはっきりしているだろう．もし，組み込まれていなくても，今回の研究でつくりあげた①作業歴聞き取りシート，②作業選択記録シート，③作業経過記録シート，④評価シートは，重要である．特に①③が今後とても有効なものになるだろう．なぜならば，「作業のフローが紙面上に浮かび上がってくるから」だ．

4　（株）ケアプラネッツ　教育事業

　「デイサービス経営は副業で，講演が本業ですか？」とよく冗談を言ってくれるのは，宮崎県に暮らす，澄んだやさしさをもった男，有村正弘さん

だ．もちろん OT さんで，美人の奥さんも OT さんである（それくらいモテるいい男だと私は読者に伝えたい）．

宮崎県作業療法士会の学術担当理事をしている有村さんは，いわば私の第二の人生の「育ての親」である．

デイサービスの経営がまだ不安定なころから，講演関係のおつき合いをしてくださった．作業療法士向け講演，介護スタッフ向け講演，作業療法士と理学療法士向け講演とバリエーションを変え講演を設定してくれ，葉山からの発信を可能にしてくれた．そして，私の書く抄録の校正や文章指導をしてくださった．そして，いつも電話や"メールで"傾聴をしてくれた．ありがたかった．

大きな視点に立ち，ビジョンをもって私を育ててくれた，と書くほうがより正確かもしれない．

忘れられない光景がある．

2009 年（平成 21 年）の宮崎県作業療法学会の特別講演．私は宮崎大学の教室で介護用の椅子に座って 90 分間，"一生懸命"に，いや"必死"に講義した．

講義中，一歩も歩けなかった．

黒板にチョークで文字を書くこともできず，「力んで語ること」が唯一の表現手段であった．

絵に描いたような"病み上がり"な男であった．

それが，今では，90 分×2 コマの講義時間中，教室内を歩き回って，余裕で冗談を言うようにまで"回復"した（軽い高次脳機能障害者である葉山がこうやって，円滑に書籍原稿を書けるようになったのも，大げさではなく本当に有村さんのおかげである）．

George E. Barton 氏が書いていた「occupation によって病気になるのなら，occupation によって病気はよくなる」である．

私の occupation は講師であり，講義である．講義が忙しすぎて発症した．そして，講義という作業で，私は生き返った．有村さんはそれを見抜い

ておられ，導いてくださったのであろう．
　人類のやさしさの結晶のような心をもつ作業療法士である．
　しかしながら，私の本業は，やはり今のところ「経営者」である……．だから，2012年も「本業は？　副業は？」と押し問答せねばならない．とてもありがたい．
　さて，今年の講演活動は1月の熊本からスタートである．
　今年からある試みを考えている．
　「作業の作品を講演会場にもち込む」である．
　近隣都市の講演であれば，私の愛車プリウスで移動する．妻と一緒か，単独か．どちらにしろ後部座席は空いているので，「作品」を"山ほど"載せられる．
　利き手交換後の写経，パソコンで打たれた天声人語の分厚いファイル，油絵，日本画，メジロかご，等々．もちろん，私の講演ではスライドで利用者さんの作品を投影するのだが，今年は，実物を運ぼうかと思っている．利用者さんをとても元気にする作業療法の作品．
　まずは，熊本の学生さん方に見てもらいたい．そして，人の「生き様」を感じ，「作業療法」とは何かをつかみはじめ，学生さん自身が「今を生きること」を少しでも捉えはじめてほしいと願っている．
　また，本書が発刊された後には，この書籍を抱えて全国行脚ができたらと思っている．いわゆる"ドサ回り"である．各都道府県の養成校や都道府県士会のお力を借りるか，単独で会場を押さえて興業形式にするか，思案中である．
　さらに，デイサービスけやき通り　宗像で，「けやき塾」または「葉山塾」と銘打って，森OTや作業で元気になった利用者の方々を講師に迎え，ゼミ形式で講義を進めたい．「作業の環境づくり」という意味でもデイサービスけやき通りの建築物からなんらかの発信をしていきたい．
　とにかく，そのような企画を立てれば「デイサービスけやき通り」で検索できるホームページに掲載するので，興味のある方は見てほしい．

5 葉山靖明

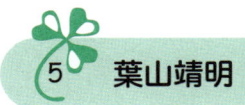

　2012年．宮崎県で行われる日本作業療法学会の市民公開講座で「企画と司会」を担当したり，「作業療法コラボレーション」（代表：宮口英樹先生）の先生方との縁を大切にしたり，作業科学の研究において未来を見据えたりと，いろいろ欲張りな動きをしながらも，今後も頑張って"作業"していきたい．

　2014年．WFOT（世界作業療法士連盟）大会での"講演"が目下の目標の一つである．作業療法の素晴らしさを私の立ち位置から，世界に向けて伝えたい．下手な英語で．

　日本作業療法士協会幹部の方に講演出演の約束をしてもらったので，あとは私の健康を維持せねばならない．

　そして，まだ私にはもっと大きな夢がある．それは，読者の皆さんに会ったときに直接，伝えることにさせてほしい．

　あなたが私に会ったときに，ぜひ私に尋ねてほしい．「夢はなんですか？」と．

　それまで，共に喜びを感じながら，「意味のある作業」をしながら生きていけたら，私もあなたも，きっと幸せだと思う．

　作業療法．
　常に新たな感動を生み，育む療法．
　人類のやさしさの結晶のような治療法．
　生命の躍動感が創り出す，本人の生き様．
　それらすべての根底にある「作業」．
　そして，強さを見失った人に伝えたい「作業療法」．
　それは，必ず「生きる」をもう一度思い出させ，奮い立たせるから．

　だから，私は作業療法が大好きなのである．

17 未来の作業療法士へ

すべての作業療法学生にこの文書を贈る.

未来の作業療法士へ
　作業療法士は「アーティスト」です.
　芸術家です. 人に感動を与え，その感動を与えることを生業としています. キャンバスに絵を描いて表現？　歌をつくって表現？　いや，違います.「作業」により人の心の上に表現し，人の心を動かすのです. そして，当事者は心が動いたときに，障害があっても強くなれます. 不思議なことに以前の自分より強くなっているのです.

　作業療法士は「偉い僧侶」です.
　リハビリテーションの体の訓練だけでなく，「生活」，「生」，「死」を包括的に考え示し，心身を強固にしてくれるからです. 必要なものは当事者の「自分史（生き様）」であり，「誇り」であり，それらを導き出してくれる人が作業療法士です.

　私が障害者になったとき，作業療法士は「繊細な神経」，「ホスピタリティ」，「作業」，「動機を待つ耐久力」，「当事者を解ってあげること」つまり「人間の尊厳を守ってあげること」……多くの気持ちで守ってくれました.

決して私を救おうとはしませんでした．可哀そうとも言いませんでした．しかし，私の「誇り」だけは誰よりも守ってくれました．それだけで十分，いや，それが最高なのです．
　誇りも，職業も，右半身の運動機能も，高次脳機能も，わが子との遊び方をも，失いかけていた自分に，作業療法士は「誇り」を保たせ，奮い立たせ，育み，独立した精神を宿し，私が誇りを取り戻したときには，もう近くにはいませんでした．人が脆くなり理解者が必要なときにいて，美しい景色が見られ，懐かしい歌が歌え，子どもの笑顔が可愛いと思えるようになったときには，作業療法士はいません．
　このような行為を「情」や「人徳」のみではなく，「職業」そして「専門職」として行っているのならば，人類にとってこんな尊いことはありません．

「作業」と「心」
　Circle．サークル．「作業」と「心」が円を描いて双方が活き活きとしていれば最高だと思います．

　皆さん，どうか優れた作業療法士になって，多くの高齢者や障害者の人間としての誇りを支えてあげてください．お願いします．

デイサービスけやき通り
葉山　靖明

対談

当事者からみた作業療法の魅力

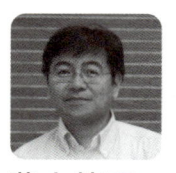

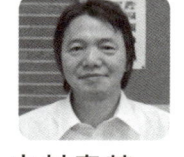

葉山靖明氏　　中村春基先生

日本作業療法士協会会長，作業療法士

（2010年6月30日デイサービスけやき通りにて収録）

● 片麻痺をきっかけにデイサービス開設へ

中村春基　はじめまして．今日はよろしくお願いします．

葉山靖明　よろしくお願いします．

中村　葉山さんは，2006年（平成18年）2月に脳内出血で倒れられ，右片麻痺になられました．そしてそこから一念発起して，2008年（平成20年）6月に，この「デイサービスけやき通り」を立ち上げられたそうですね．

葉山　入院中，素晴らしい作業療法士に出会って，作業療法ファンになったんです．それで退院して，それまでの仕事を断念したあと，作業療法でみんなを元気にできるような仕事をしよう，と思い立ったわけです．

中村　それでご自宅近くの，福岡県宗像市の住宅街にデイサービスをオープンされて．いかがでしたか，すぐに利用者さんは集まりましたか？

葉山　いや，最初は大変でした．病院の系列施設であれば，病院から紹介される利用者さんがいるでしょうが，ここではそうもいきませんから．でも幸い，新聞やテレビ，ラジオ等で取り上げられまして……．もっとも当初は，「障害ある身で頑張っている！」という取り上げられ方だったんですが，だんだん変わってきて，「趣味や作業でリハビリすることがおもしろい！」ということで取材されるようになった．

中村　そうして，だんだんと利用者さんやケアマネジャーから信頼してもらえるようになったんですね．

葉山　はい．最初はむしろマイナスの信用でしたからね．片麻痺の経営者なんて，美談としてはいいでしょうが，ではケアマネさんが自分の担当の人を寄こすかというと，ちょっと待った，と思われるでしょうから．ただ，うちは作業療法士がいたので，かろうじて信用してもらえた．こうした小規模な施設で作業療法士がいることは普通はないですからね．

中村　ええ，多くは機能訓練中心ですね．

葉山　ですから，機能訓練のその先のリハビリ，作業療法は絶対必要だと思ったんです．もともと倒れる前は，専門学校の講師として，会計学や簿記を教えていたので，経理も全部自分でできます．税理士も雇わなくていい．ですからデイサービス経営は思い込みだけでなく，採算は取れるという見込みがあったんです．

中村　それを聞こうと思っていたんです．儲かっていますか，と（笑）．

葉山　そんなに儲かっているわけではありませんが，今は黒字ですよ．でも，軌道に乗るまでは1年かかりました．

中村　そうですか．作業療法士でも，こういうことをやりたい人はたくさんいると思います．

葉山　ええ，実際，あちこちから見学に来られる方の中には，OT さんもいます．夫婦で独立して小規模でやりたいといった話も聞きます．僕は，そんな恵まれた条件はないと思いますね．どう考えても経営が成り立ちますよ．デイサービスに常勤の作業療法士がいて，なおかつ経営者なのですから．しかも，作業療法士って，作業を分析したり環境を調整したりするのが仕事ですよね．それって，クライエントに対してだけではなく，経営のマネジメントにもとても必要なスキルなんですよ．

♠ ココロが動けば，カラダも動く！

中村　今この対談は，利用者さんたちがリハビリをしているすぐそばで行っているわけですが，聞こえてくる皆さんの声が，本当に楽しげですね．

葉山　そうですか（笑）．

中村　ええ，声が出てますよ．施設によっては，みんなで一斉に，はい，切って，抜いて，作業やって……，というところもありますからね．

葉山　うちでは完全に個別のリハビリです．たとえば，今あの方は漬物をつ

くっていますね．お年は今年で90歳なんですが，パソコンもガンガンやっています．その余った時間で漬物です．

中村 恐るべし（笑）．

葉山 パソコンもこのデイで一番いいパソコンをもっておられる．

中村 そうやって，その人がリーダーになる，あるいは隣のおばあちゃんに教えてあげようとか，役割がある，というのは理想的ですね．そういう仕掛けをつくることが大事なんでしょうね．

葉山 うちの場合は，担当の森由江OTが指揮してくれています．森OTのもと，介護職や生活相談員も，だんだん作業療法に感動して補助を覚えてきているんですよ．うちのデイサービススタッフは，作業療法士なみの補助をしているんです（笑）．たとえば，利用者さんにとって「意味のある作業」をみつけるのは大変ですよね．そこで，お風呂に入っているときとかに，ゆっくり話を聞く．そういうときのほうが，心を許せるんでしょうね．そうやってスタッフ全員で協力していく．うちは全員で作業療法をやっていますね．本当に嬉しいことです．

中村 送迎に行けば自宅の様子もわかりますね．

葉山 家族とのコミュニケーションも取れます．うちは7時間の利用時間ですが，でも24時間みているつもりでいます．家で何をするかも考えているんです．たとえば，さっきの方はここで漬物をつくって，もち帰ります．それで家族に配りますよね．さらに家で，デイからもらったレシピをみながら何回もつくる．そして1カ月くらい経ったら，また違う漬物をつくって……．

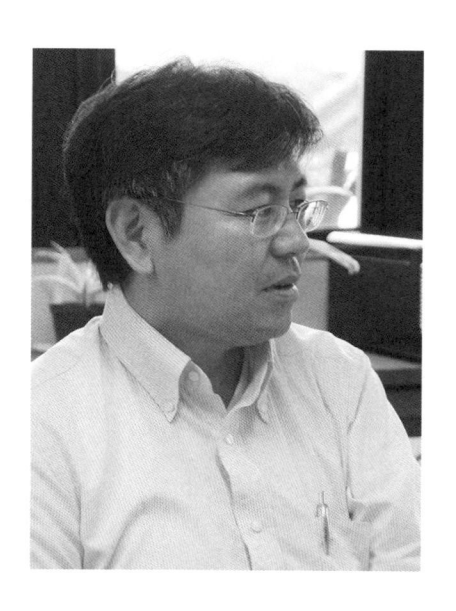

中村 その人の生活の中で作業ができて，リハビリになる．

葉山 はじめはそこまで考えていなかったんですけど，いろいろなOTさんに会って，7時間のサービス時間内だけで考えるべきじゃないことがわ

かってきました．デイサービスでできてなんぼ，ではなくて，家でできるように，ここは練習の場なんですよね．

中村 そうですね．うちに帰って，家族が「まぁ，おいしい」って食べてくれたら嬉しいし，それがまた外出するきっかけにもつながる．

葉山 ここのモットーは，「ココロが動けば，カラダも動く！」なんです．作業をすれば心が動いて元気になる，という．

中村 まさにそのモットー通りの実践だと思います．作業自体は，誰だってするんですね．ただ，どんな作業をどのようにしてもらうかが，作業療法のノウハウなんでしょうね．たとえば，先ほどの漬物づくりに対する関わり方でも，自分でするのと，段取りをつけられてやるのとでは……．

葉山 全然違いますよね．

中村 そう，心の動き方が違います．

葉山 そこが素人と作業療法士で，本当に天と地ほど違うんですよ．素人が補助をしても，漬物はできます．でも，できたものは一緒でも，している作業が他動的か自動的かで，本人の笑顔が違いますよね．

中村 実感されますか？

葉山 それはもう，ガッツポーズが出そうな笑顔なんですよ．車いすでも片麻痺であっても，そういう心の輝く瞬間は，みんな出ると思うんです．そんな作業を探して，一緒に遂行していかなきゃいけないと本当に思いますね．

● 作業療法は「見えない大陸」

中村 葉山さんからみて，そんな作業療法に対して，もっとこんなことがあったら，といった要望はあります

中村春基（なかむら はるき）1977年国立療養所近畿中央病院附属リハビリテーション学院卒業．兵庫県社会福祉事業団玉津福祉センター等を経て，1994年より兵庫県立リハビリテーション中央病院勤務．2009年6月日本作業療法士協会会長に就任．

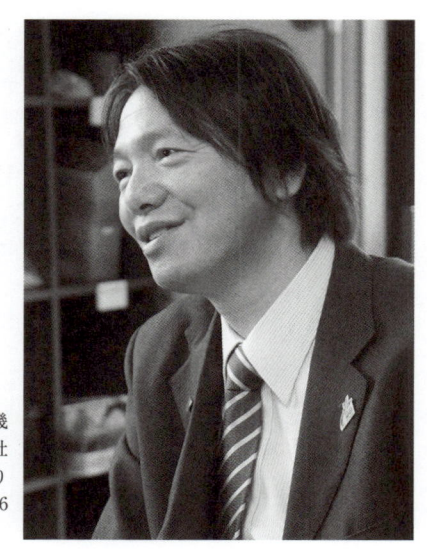

か？

葉山 何よりも，その存在をもっとアピールするべきですよ．たとえば脳内出血の入院患者のリハビリはまず機能訓練ですよね．最初はそれでいいと思うんですが，回復期，維持期（生活期）になってもまだずーっとそれを，すがるようにやっている人もいる．そういう人は，そこに作業療法があるんだってことを知らないんです．見えない大陸みたいなものですよ．霧の中を延々と船で進んでいる．でも霧が晴れれば，実はすぐそばに大きな大陸があって，そこには生活があり，昔の暮らしがあり，ひょっとしたら新しい暮らしも，そして「新しい幸せ」すらもあるんです．みんなそのことを知らないだけ．作業療法という今まで見たこともないような大きな大陸がある，ということを，まずは世に知らせてほしい．

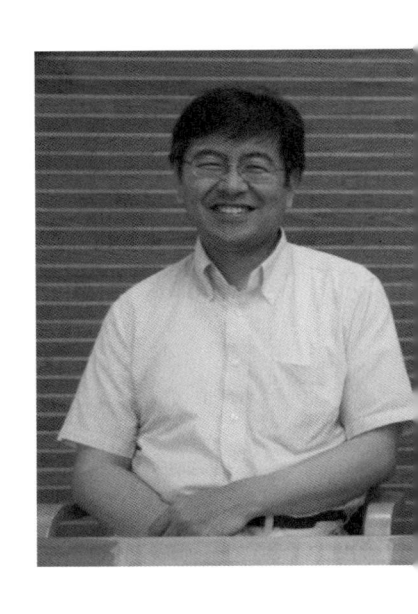

中村 ありがとうございます（笑）．

葉山 お世辞ではなく，本当にそう思っています．ただ，それには，地域に作業療法士が全然足りない．僕の場合，3カ月入院して，退院したのが41歳．だからあと40年くらい生きるわけですよね．そうなると3カ月が大事なのか，残りの40年が大事なのかというと，当然40年ですよ．ところが，どうですか，退院したら，作業療法士がいない……．

中村 うーん，そうですね．

葉山 理学療法士が基礎的な訓練なら，作業療法士は応用，生活や社会復帰ですよね．ということは，「作業療法士は病院の外の地域だろ！」と．それが実際に外に出てみたら，「なんじゃこりゃ，話が違うよ！」です．病院の外に，生活の場に，作業療法士がいてくれなきゃ困るんです．40代の僕がこんなに作業療法士にいてほしいと思うんだから，50代，60代，70代，80代の人が作業療法士の存在を知っていたら，みんなラブコールを送るはずです．知らないから，ラブコールがかかってないんですよ．

　だから，「僕がみんなに知らせよう！」と．デイサービスを立ち上げたのは，

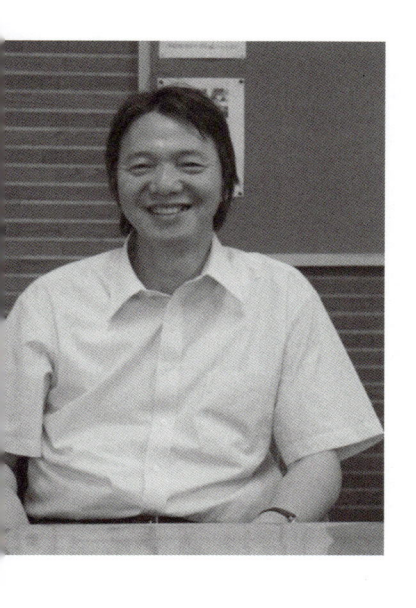

それが理由でもあります．僕がデイサービスをつくって，片麻痺の経営者として広告塔になって，ときに実践者として，ときにスピーカーとして，作業療法全体のお役に立てれば，と思っているんです．

中村　ありがたいことです．

🍃 作業療法士は聞き上手，ほめ上手

葉山　病院での実際の体験を通じて，僕は作業療法ファンになりました．病院で素晴らしい作業療法士に出会ったと最初に言いましたが，上田智子先生という方です．その上田 OT の作業療法で，入院 2 カ月くらいのときに，パスタをつくった．もともと料理が好きだったので．それで，料理しながら，左手でもできるんだ，というがわかっていく．でも，それ以前に，なんで料理をする気になったかというと，あとから考えると，この上田 OT が，パスタをつくりたいという空気，つまり環境をつくってくれたんです．いわゆる傾聴ですよね．作業療法士って傾聴が抜群にうまいですよね．傾聴によって，本人の尊厳を保って，大丈夫だということを言葉じゃなくて心で伝えてくれる．それで立ち直れるという下地をつくってくれる．

中村　よくわかっておられる．

葉山　僕は以前，専門学校で，唾を飛ばして，生徒たちに「簿記検定合格を目指して，頑張れ！」とやっていたんです．そうやってやる気を出させていたんですよね．ところが，この OT さんは，「頑張れ」ってたぶん 1 回も言ってない．

中村　「頑張れ」は禁句です．

葉山　そう，なのに，この僕は，ガンガンに頑張る気になってるわけですよ．「なんじゃこりゃ！？」です．それはもう，リアルタイムで感じましたね．それで，この時点で 2 つだけわかったんです．作業療法士は聞き上手でほめ上手．まだこのときには，それが個人の資質なのか，作業療法士の特質なのか，わかっていませんでした．調理についても，筋肉を使うからリハビリなのかな，

といった程度にしか考えてなかった．達成感とか自己効力感とか，ましてや「意味のある作業の可能化」なんて夢にも思っていません．

　でも，確実にやる気になっていましたね．このころの日記があるんですよ．（当時のノートを見ながら）パスタをつくったときには「調理実習成功！！！パスタ，トマトスープ」……．ここでは「平仮名が急にうまくなった，AM 4時まで眠れない．ハーブティーを飲む」．いきなり自己効力感で，次の作業への意欲が高まってますよね．それと，できたことに興奮して，舞い上がっちゃったんですね．ハーブティーで気持ちを抑えようとしてる．確かカモミールでしたよ（笑）．

中村　すごい記録ですね，これは．葉山さんご自身が，本当に前向きだったんですね．

葉山　ありがとうございます．作業療法とともに，家族の支えもありましたからね．

中村　でも，デイサービスをオープンなんて，奥さんはびっくりなさったでしょう．

葉山　もともと独立して起業したかったんです．独立するために，税金や簿記を勉強していたわけですから．ただ，これというものがみつからないまま40歳まできていたんで，病気になったのは逆にラッキーだったかもしれません．それに，片麻痺で仕事をしていると，誰もが私の名前と顔と体を必ず覚えてくれるのです．これは得ですね（笑）．

中村　それは大きいですね．

葉山　ええ，もう営業をするうえですごくいいんですね，覚えられているというのは．今から神様が「治してあげる」と言っても，「ちょっと勘弁してください．今さら治さなくていいですよ」って答えます（笑）．

中村　それはすごい（笑）．

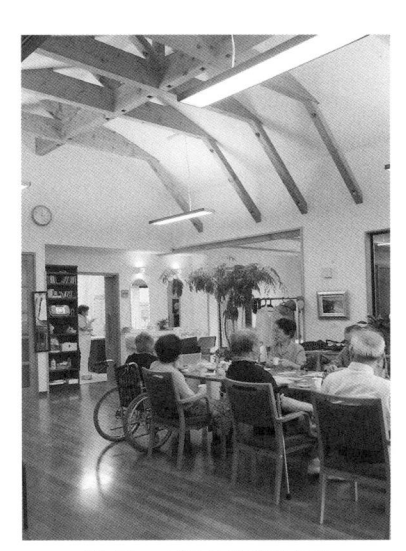

デイサービスけやき通りの
開放的なインテリア

葉山 「今治ったら,仕事もなくなっちゃうんで」と.「僕はこれで食っていますから」って,みんなにも言ってるんですよ(笑).

● 地域にある作業療法のニーズを掘り起こそう

中村 5年後,10年後に向けて,何かプランはありますか?

葉山 今,僕の仕事には2本の柱があって,1つは介護事業,もう1つは"教育事業"って言っているんですが,講演や執筆ですね.その両方を伸ばしたいと思っています.介護事業のほうは,いつかは2事業所目のデイサービスを,と.そちらは認知症への作業療法に特化した場所にしたい.

中村 宗像市の人口は10万人くらいと聞きましたが,その規模の地域で,こうしたデイサービスは何カ所くらいあればいいと思いますか.

葉山 中規模3つぐらいでしょうか.もっとも経営者としては,ライバルは少ないほうがいいんですが(笑).

中村 そこは難しいところですね(笑).

葉山 これからはもっとニーズを掘り起こさなきゃいけない,と思っています.もちろん高齢者と障害者等のクライエントのために.これは経済と経営の話になりますが,今のニーズだったら,ここ1軒で十分です.でも,ほかに理学療法士がやっているデイサービスもあって,そちらでは何倍もの人を集めています.それを思うと,今後,作業療法が必要なんだ,おもしろいんだ,作業で元気になれるんだ,ということを啓蒙できたら,もっとニーズが増えてくるはずです.というか,そちらが本来の姿ですよ.

中村 デイケア自体は何カ所ですか?

葉山 宗像市にデイケアが4カ所,デイサービスが25カ所.まだ少ないですね.でも,うちのような場所があれば,大体介護度は,軽くなりますよね.よくなれば,もうやることがなくなるから,じゃあもうデイに行かんでもいい,という人が出てくる.

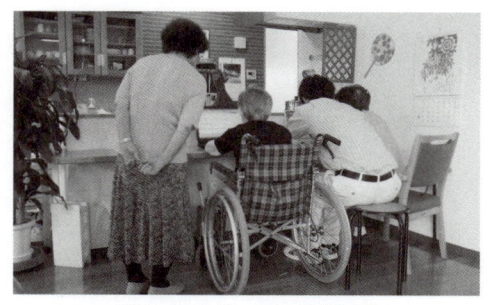

パソコンを使っての作業風景

中村　逆に言えば，悪くなったらまた来ればいい．
葉山　なるほど，そうですね．
中村　循環型ですよね．デイに行ってよくなったら終わり，ではない．風邪を引いたら病院に行くみたいに，ちょっと調子が悪くなったらここに来る，ということになればいい．それが生活を支援することだと思うんですよね．
葉山　いいですね．何かやりたい作業が出てきたら，もう1回使ってみよう，練習しに行こう，という感じですね．
中村　1カ月や3カ月のケアプランを立てて利用する今のシステムでは，そういうことを評価できませんから，次に介護保険をつくり変えるときには，リハビリには単発もあり得ることを考慮すべきですね．遊びに来ることも，生活にとって大事なんですから，そこに評価があってもいい．
葉山　そうですね．そうなれば，うちのデイサービスも，もっともっと活用していただけると思います．僕の場合，4年前，倒れたときには，「自分がこのまま消えちゃうのかな？」とさえ思ってました．そこから打って変わって，今こうやって，人の役に立てる，世の中で役割がもう1回できる．これは生きる喜び以上の"生き返る喜び"ですよね．
中村　ここで，作業を媒介として，自分らしい生き方ができている，ということですね．
葉山　ええ，本当に，作業がないと無理だと思うんです．自分で気持ちを転換して，考え方を少しずつ変換しながら頑張れと言われても，思うだけでは無理です．作業をすることで，それが自分の中から湧いてくる，自分に何かできるんだという気持ちになれる．作業がもつPOWERって本当にすごいと思うんですよ．
中村　ありがとうございます．今日は葉山さんのお話を聞いて，私も元気をもらいました．

葉山　靖明（はやま　やすあき）
1965 年　福岡県豊前市に生まれる
　　　　20 代に南米，中近東を一人旅し，その後，会計学講師として日本で教壇に立つ
2006 年　会議中に左脳内出血発症．病院におけるリハビリの中で感動的な作業療法を体験する
2007 年　株式会社ケアプラネッツ設立
2008 年　「デイサービスけやき通り　宗像」開設
2011 年　社会福祉法人夢のみずうみ村，理事
2012 年　「デイサービスけやき通り　古賀」開設
　全国での"作業療法を伝える"講演および執筆活動を継続中
　福岡県宗像市在住．妻と 3 人の子どもと暮らす
　好きなことは，旅，ニール・ヤングの音楽，作業療法
　身体障害者手帳 2 級
■デイサービスけやき通りホームページ
　http://www.careplanets.co.jp/

だから，作業療法（さぎょうりょうほう）が大好（だいす）きです！

発　行	2012 年 6 月 15 日　第 1 版第 1 刷 2022 年 10 月 1 日　第 1 版第 5 刷 ©
著　者	葉山　靖明（はやま　やすあき）
発行者	青山　智
発行所	株式会社 三輪書店 〒113-0033　東京都文京区本郷6-17-9　本郷綱ビル ☎03-3816-7796　FAX 03-3816-7756 http://www.miwapubl.com
装　丁	糟谷　一穂
印刷所	三報社印刷 株式会社

本書の内容の無断複写・複製・転載は，著作権・出版権の侵害となることがありますのでご注意ください．
ISBN978-4-89590-411-7 C3047

JCOPY 〈出版者著作権管理機構　委託出版物〉
本書の無断複製は著作権法上での例外を除き禁じられています．複製される場合は，そのつど事前に，出版者著作権管理機構（電話 03-5244-5088, FAX 03-5244-5089，
e-mail:info@jcopy.or.jp）の許諾を得てください．